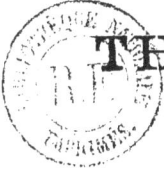

THÈSE

POUR

LE DOCTORAT EN MÉDECINE

Présentée et soutenue le 15 janvier 1870,

PAR JEAN MADAUNE,

Né à Bénéjacq, (Basses-Pyrénées).

DE LA

GANGRÈNE DES POUMONS

Le Candidat répondra aux questions qui lui seront faites sur les diverses parties de l'enseignement médical.

PARIS

A. PARENT, IMPRIMEUR DE LA FACULTÉ DE MÉDECINE

31, RUE MONSIEUR-LE-PRINCE, 31

—

1870

A MON PÈRE & A MA MÈRE

Faible témoignage de mon affection et de ma reconnaissance.

A MON ONCLE

J. MADAUNE

AVOUÉ PRÈS LE TRIBUNAL DE PREMIÈRE INSTANCE A PAU

A MES PARENTS

A MES AMIS.

A MON PRÉSIDENT DE THÈSE

M. BÉHIER,

PROFESSEUR DE CLINIQUE MÉDICALE A L'HÔTEL-DIEU,
MEMBRE DE L'ACADÉMIE DE MÉDECINE DE PARIS,
OFFICIER DE LA LÉGION-D'HONNEUR.

DE LA

GANGRÈNE DES POUMONS

HISTORIQUE.

Avant les immortels travaux de Laënnec, la gangrène des poumons avait été signalée par les anciens auteurs, mais aucun d'eux n'en avait donné une description nette et précise. Que de fois elle fut méconnue ou confondue avec d'autres maladies, jusqu'au jour où le génie de Laënnec vint éclairer cette question ! Le grand maître a tracé une histoire complète et méthodique de cette maladie. Il en a si bien observé et si bien étudié les symptômes et les lésions anatomiques, que peu de choses ont été ajoutées depuis à sa remarquable description. Cependant nous ne devons pas omettre de signaler les médecins éminents qui se sont efforcés d'agrandir, sur cette affection, le champ de nos connaissances. Je nommerai seulement ici Cruveilhier, Andral, Briquet et Bouillaud; car je crois avoir suffisamment indiqué, dans le cours de mon travail, les différents auteurs qui, depuis Laënnec jusqu'à nos jours, se sont occupés de la gangrène pulmonaire. Certaines causes de cette redoutable maladie ont été, dans ces derniers temps, l'objet d'importantes recherches, en France comme en Allemagne, et j'ai rapporté de mon mieux, à l'article *Etiologie*, les résultats de l'observation et des expériences qui ont été faites à ce sujet.

ANATOMIE PATHOLOGIQUE.

La plupart des auteurs ont adopté la division de Laënnec en gangrène non circonscrite et en gangrène circonscrite ou partielle. MM. les professeurs Béhier et Hardy ont raison de faire observer que ces deux variétés n'ont entre elles qu'une différence de siége et d'étendue, et que la gangrène diffuse ou non circonscrite n'a aucun caractère spécial suffisant pour constituer une forme distincte. Les lésions cadavériques sont les mêmes dans les deux variétés, elles présentent les mêmes degrés, elles ont une même évolution; par conséquent, en exposant l'anatomie pathologique de l'une, nous décrivons celle de l'autre. M. Cruveilhier pense (*Anat. pathol.*) que la forme diffuse est aussi commune que la gangrène localisée. Je crois pouvoir dire que jusqu'à présent cette opinion ne s'est point confirmée; car sur 68 cas rapportés par M. le Dr Laurence dans sa thèse inaugurale, 1840, six fois seulement la gangrène diffuse a été signalée; et dans les nombreuses observations que j'ai eu moi-même occasion de lire, j'ai vu rarement la première forme atteindre tout un poumon ou les deux poumons à la fois.

Gangrène partielle. — La gangrène circonscrite des poumons a-t-elle, dans ces organes, un siége de prédilection? Frappe-t-elle le poumon gauche plus souvent que le poumon droit, et quels sont les lobes qu'elle affectionne davantage? Il est impossible d'avoir une opinion bien arrêtée sur ce point. D'après les relevés qui ont été faits, on ne peut guère signaler quel est celui des deux organes, quelles sont celles de leurs parties qui jouissent d'une immunité quelconque. Ainsi, sur les 64 cas de Laurence, le poumon droit a été affecté 37 fois, le gauche 23, les deux ensemble 4 fois. Les 16 observations de MM. Rilliet et Barthez rapportent 10 fois au poumon droit, 4 fois au poumon gauche, et 2 fois à tous les deux le siége de la gangrène. M. le professeur Lebert a, au contraire, observé une certaine prédominance pour le poumon gauche; ce dernier était atteint 12 fois sur 24 cas, le droit 10 fois, et les deux ensemble 2 fois. Dans les trois observations qui m'appartiennent, j'ai constaté 2 fois l'atteinte du poumon gauche. Selon MM. Rilliet et Barthez, les lobes supérieur et inférieur sont frappés de gangrène à peu près également. M. Gerhard trouve que le siége le plus ordinaire de cette affection est la partie supérieure et postérieure du lobe inférieur (*Gazette médicale*, 1836). M. le professeur Lebert relate 9 atteintes du lobe supérieur, 6 atteintes du lobe inférieur, 6 des deux lobes à la fois, et 1 des lobes moyen et inférieur du poumon droit (*Anatomie pathologique*). La croyance de M. Fournet est que le siége de la lé- sion existe plus souvent dans les portions périphériques que dans les portions centrales. Corbin, dans le *Journal hebdomadaire* de 1830, a appelé l'attention des médecins sur la gangrène sous-pleu- rale; et enfin M. le Dr Briquet nous a le premier décrit la gan- grène des extrémités dilatées des bronches (*Arch. gén. de méd.*, 1841). On voit par cet exposé qu'aucune des parties du poumon gauche ou droit n'est à l'abri des atteintes de cette affection.

Les altérations anatomiques diffèrent selon l'époque plus ou moins avancée de la maladie. Ainsi, au premier degré, lorsque la gangrène vient de frapper tout récemment le tissu pulmonaire, les portions mortifiées se présentent sous la forme de petites masses, ou plutôt de véritables plaques, situées plus ou moins profondément dans le parenchyme. Ces dernières peuvent être uniques ou multiples; elles présentent une coloration brun foncé, noire ou gris-blanchâtre et exhalent une odeur fétide, *sui generis*, caractéristique de cette affection. Leur texture est plus humide et plus dense que celle du poumon; leur tissu paraît plus dur, mais il se laisse déchirer facile- ment et même réduire, par la pression ou le lavage, en une sub- stance filamenteuse, semblable à du chanvre ou à du lin putréfié. Laënnec prétend que la partie du poumon ainsi frappée de gangrène offre exactement un aspect analogue à celui de l'eschare que produit sur la peau l'application de la potasse caustique. Il va sans dire que le tissu pulmonaire qui entoure la lésion est le plus souvent atteint soit d'engouement, soit d'hépatisation rouge.

Dans le second degré, alors que la gangrène est entièrement confirmée, le travail de mortification a fait des progrès; il a produit une véritable eschare adhérant tantôt aux parties voisines, d'autres fois complétement isolée et constituant, dans ce dernier cas, une sorte de bourbillon noir, verdâtre, brun ou jaunâtre, d'un tissu filamenteux plus flasque et plus sec que l'eschare récemment formée. Ce bourbillon réside donc isolément dans une excavation formée par la destruction de la partie mortifiée. Mais le plus souvent l'eschare ne s'isole point des parties environnantes, elle adhère à celles-ci jusqu'au moment où elle se convertit « en une espèce de bouillie putride, d'un gris verdâtre, sale, quelquefois sanguinolente, et d'une horrible fétidité. Cette matière ne tarde pas à se faire jour dans quelqu'une des bronches voisines; elle est ainsi évacuée peu à peu et laisse à sa place une excavation véritablement ulcéreuse. » (Laënnec.)

Le troisième degré comprend l'élimination de la partie gangrenée et les excavations pulmonaires qu'elle laisse après elle. On comprend facilement que le nombre des foyers gangréneux soit très-variable. On n'en voit tantôt qu'un seul; d'autres fois ils sont nombreux et disséminés dans tout le tissu pulmonaire; on en a compté jusqu'à cinq, six, huit et bien davantage. L'excavation qu'entraîne la chute de l'eschare est plus ou moins spacieuse; dans certains cas, on peut facilement y introduire son poing, y faire contenir une pomme ou une grosse orange; mais ordinairement le volume de l'eschare égale celui d'une noix, ou tout au plus celui d'un œuf de poule. Boudet a observé chez les enfants la forme en noyaux, qui présente une grande analogie d'aspect avec la pneumonie lobulaire et qui est constituée, comme elle, par de petites masses isolées, arrondies et converties, au centre, en détritus putride.

Les foyers gangréneux, quand ils sont en nombre, n'ont pas toujours tous atteint la même période, le même degré de développement. L'examen cadavérique révèle que leur existence est plus ou moins avancée ; car les uns n'en sont qu'au degré de mortification récente, les autres à celui de sphacèle déliquescent, d'autres enfin à celui d'excavation formée par le ramollissement complet et l'évacuation de la partie gangrenée.

J'ai déjà eu occasion de dire que la gangrène devenait rarement diffuse ; néanmoins cette variété a été observée plusieurs fois et alors elle frappait tout un lobe et même un poumon en entier. Dans une observation rapportée par Andral dans sa Clinique médicale, le sujet présentait une cavité spacieuse résultant du putrilage de la plus grande partie du poumon gauche. Le parenchyme qui entourait cette excavation n'avait pas même dans certains endroits 1 pouce d'épaisseur et il présentait les signes incontestables d'une hépatisation grise.

Voici comment s'expriment MM. les professeurs Béhier et Hardy au sujet de la gangrène non circonscrite : « Nous avons déjà dit que nous n'avions pas trouvé dans la description de Laënnec des motifs suffisants pour admettre cette forme comme espèce distincte ; nous rencontrons en effet dans les détails anatomiques donnés par cet auteur, les caractères de la gangrène au premier degré : l'humidité, la diminution de consistance, la coloration grise, verte ou noire, la fétidité du tissu pulmonaire, la présence d'un liquide sanieux, trouble, verdâtre, fétide, s'échappant par l'incision des parties affectées, puis au milieu de ce tissu, quelques portions du poumon d'un rouge livide, paraissant simplement infiltrées, et d'autres points évidemment ramollis, tombant en déliquium putride et indiquant une altération plus avancée. »

Il est assez difficile de reconnaître la ligne de démarcation entre les parties vivantes et les parties affectées ; dans quelques cas, l'engouement sanguin vous indique seul la limite. Monneret nous avertit de bien nous mettre en garde contre la confusion qu'on pourrait faire entre les lésions qui résultent de cette variété de gangrène et le ramollissement cadavérique qui survient très-promptement chez les sujets atteints de variole, de fièvres graves, etc., conditions pathologiques au milieu desquelles la gangrène pulmonaire prend souvent naissance.

Les parois des excavations de la gangrène circonscrite sont inégales, sinueuses, en un mot très-irrégulières. Elles présentent des anfractuosités qui forment comme autant de cavités secondaires. Ces cavernes gangréneuses contiennent plus ou moins de matières putréfiées, selon que ces dernières aient trouvé une issue plus ou moins large à travers les bronches, et qu'elles aient été évacuées en plus ou moins grande abondance.

Quoi qu'il en soit, il est rare de trouver les excavations entièrement vides; car le plus ordinairement elles contiennent un liquide noirâtre, d'une fétidité horrible, et des matières plus solides provenant de la séparation de l'eschare et du putrilage dans lequel se réduit le tissu pulmonaire mortifié. Ces débris se présentent sous la forme de lambeaux noirâtres à moitié détachés, ou bien sous l'aspect de filaments gris adhérant aux parois; ils rappellent quelquefois l'aspect du tissu cellulaire mortifié qu'on rencontre au milieu des foyers purulents consécutifs aux phlegmons diffus. (Béhier et Hardy.)

Le parenchyme pulmonaire qui circonscrit le foyer gangréneux ne présente pas toujours le même aspect ni les mêmes altérations : frappé lui-même de gangrène, il est entièrement noirâtre et ramolli, il a perdu sa consistance normale, et ses parois sont tapissées de détritus, de matières molles putrilagineuses plus ou moins liquides qu'un simple grattage peut enlever; des lambeaux de tissu pulmonaire sont encore adhérents; ou bien, fixés par un de leurs bouts, ils flottent dans les cavités.

Pour bien se rendre compte de ces lésions anatomiques, il n'y a qu'à laver à grande eau l'excavation : on aperçoit alors les désordres produits par le travail de la destruction et on observe si une heureuse réparation n'avait pas commencé à s'effectuer. Les foyers gangréneux ne sont pas seulement traversés par des parties de tissu pulmonaire sain ou mortifié, mais encore par des vaissaux sanguins et par des bronches. Les brides que forment ces organes ont été comparées à des colonnes. Les vaisseaux, dénudés et isolés, sont quelquefois tout à fait intacts ; mais bien souvent ils n'échappent point à la destruction, et de leurs bouches béantes s'échappe une quantité plus ou moins considérable de sang qui produit ces hémoptysies si fréquentes dans le cours de cette affection, et qui remplit de caillots la caverne gangréneuse. Cruveilhier a rapporté dans son Anatomie pathologique une observation fort intéressante de gangrène circonscrite du poumon, dans laquelle il y avait hémorrhagie, communication d'un des foyers gangréneux avec la plèvre et épanchement d'environ 2 litres de sang à demi caillé dans la cavité de la séreuse. On a encore constaté l'oblitération des artères bronchiques et pulmonaires. MM. Rilliet et Barthez l'ont assez souvent observée dans la gangrène des poumons chez les enfants, mais ici une question se présente à l'esprit : c'est celle de déterminer si l'obstruction des vaisseaux est antérieure à l'affection ou bien consécutive, car nous verrons plus loin que, d'après l'opinion de Virchow, et d'après des observations relatées par MM. Charcot et Dumont-Pallier, les oblitérations artérielles jouent un rôle important dans la production de la gangrène du poumon comme dans la mortification des autres organes.

Les autres altérations qui peuvent frapper les parois des cavités sont les suivantes : le tissu pulmonaire ambiant est atteint d'induration et d'hépatisation rouge ; quelquefois les altérations simultanées de l'hépatisation rouge et grise ne lui font pas défaut, et c'est ce qui résulte d'un cas rapporté par Andral dans sa Clinique médicale. Très-souvent on ne trouve que de l'engouement, ou ben plus de mollesse et d'humidité dans le tissu ; d'ailleurs celui-ci est baigné par un liquide noirâtre et fétide, ou bien encore pénétré de sang ou infiltré de sérosité. Selon Cruveilhier l'hépatisation rouge se rencontrerait rarement dans les parois du foyer, ou plutôt elle n'existerait que d'autant que la gangrène serait consécutive à la pneumonie. « Les foyers gangréneux, dit-il, sont en général environnés d'une couche plus ou moins épaisse d'hépatisation plus ou moins mollasse, d'un rouge livide, qu'on appellera pneumonie si l'on veut, mais qui diffère essentiellement de l'hépatisation pneumonique ; c'est une hépatisation séreuse, œdémateuse, si je puis m'exprimer ainsi, qui me paraît représenter l'œdème de la gangrène des extrémités. La pression du tissu malade fait suinter une sérosité trouble avec ou sans fétidité. » Mériadec-Laënnec professe la même opinion : il a vu « le tissu pulmonaire ordinairement humide, œdémateux, et cet œdème semble représenter l'œdème de la gangrène des extrémités. » Enfin, dans d'autres circonstances on observera la présence d'une fausse membrane tapissant les parois de l'excavation et dont la face interne est en rapport immédiat avec les substances mortifiées, que nous avons étudiées plus haut. Néanmoins il arrive souvent que cette pseudo-membrane fait défaut : car son apparition est plus constante lorsque la maladie tend à enrayer ses progrès, et qu'elle suit une marche progressive vers la période de cicatrisation. C'est naturellement une exsudation fibrineuse qui constitue la fausse membrane ; mais avant sa naissance les parois de la caverne se vident peu à peu et présentent pendant quelque temps un aspect tomenteux. En les lavant à grande eau on y aperçoit plusieurs filaments qui ont été comparés par Andral aux conferves des ruisseaux. Ils sont formés par le tissu cellulaire et les divers éléments du poumon mis à nu, quelquefois par les radicules de la fausse membrane qui commence à s'organiser. Il est donc certain, et nous l'avons déjà dit, que le développement de cette fausse membrane a quelquefois lieu avant la chute de l'eschare et qu'elle limite exactement les portions vivantes et les portions frappées de mort. Andral rapporte un fait qui vient à l'appui de cette assertion ; car l'examen cadavérique lui a révélé l'existence d'une fausse membrane ayant environ une ligne d'épaisseur ; sa face interne lisse et blanchâtre était couverte d'une substance noire arborisée en petits filaments, ressemblant exactement, à la couleur près, à la conferve des ruisseaux (Clinique médicale). Laënnec a observé le premier et peut-être le mieux étudié cette production pseudo-membraneuse ; c'est pourquoi je lui laisse la parole : « Lorsque la séparation de l'eschare est achevée, les parois des excavations deviennent le siége d'une inflammation secondaire, qui paraît conserver encore longtemps quelque chose du caractère de la gangrène : elles se revêtent d'une fausse membrane grisâtre ou jaune sale, opaque, molle, qui sécrète un pus trouble, de même couleur, ou une sanie noire, et elles exhalent encore l'odeur gangréneuse. Si l'eschare a peu d'épaisseur, la fausse membrane peut remplir l'espace laissé après le ramollissement et se transformer ensuite en une cicatrice pleine. Quelquefois la fausse membrane se développe avant que l'eschare se détache et sert à séparer le mort du vif. Assez souvent cette fausse membrane n'existe point, et le pus sanieux, trouble, noirâtre, verdâtre, grisâtre ou rougeâtre et toujours plus ou moins fétide est sécrété immédiatement qar les parois de l'ulcère. Les parois de cet ulcère sont ordinairement denses, plus fermes, et d'un tissu plus sec que dans la pneumonie aiguë. La couleur de l'ulcère est d'un rouge-brun tirant sur le gris ou bien d'un jaune sale, et les incisions que l'on y fait présentent une surface grenue. Cet état d'engorgement constitue évidemment une pneumonie chronique. Dans d'autres cas, les parois de l'ulcère sont mollasses, comme fongueuses ou putrilagineuses. » Dans les cas les plus rares de tous une pneumonie interstitielle se forme autour du foyer gangréneux et l'enkyste. L'une et l'autre forme de la gangrène peuvent donner lieu à la pénétration du tissu détruit dans les veines, à l'embolie, à des abcès métastatiques dans les organes les plus variés (Niemeyer).

Les bronches sont presque toujours le siége d'une inflammation
elles sont souvent dilatées même à une distance assez grande de la lésion pulmonaire. La chute de l'eschare entraîne la rupture de certaines bronches qui communiquent avec le foyer. Ces dernières
sont comme coupées à pic, leur membrane muqueuse est rouge,
livide, ramollie, et présente, dans le voisinage des altérations anatomiques, un plus ou moins grand nombre de plaques gangréneuses et d'ulcérations. Andral a constaté la dilatation des bronches
avant le développement de la gangrène. Rilliet et Barthez ont prétendu que cette lésion n'était qu'une conséquence du travail morbide. Laënnec et bien d'autres après lui parlent de cette même
altération, mais aucun d'eux n'a signalé une espèce de gangrène
siégeant aux extrémités dilatées des bronches et sur laquelle Briquet a appelé l'attention des médecins. Cet auteur, à qui revient
tout l'honneur de cette découverte, a relaté, en 1841, dans les
Archives générales de médecine, l'histoire de deux gangrènes pulmonaires, dans laquelle il nous explique que les extrémités des
bronches, étant dilatées en ampoule, peuvent être frappées de
sphacèle et qu'alors elles forment à la surface du poumon des cavités contenant un liquide visqueux, grisâtre, très-fétide, et tapissées
par la membrane interne très-molle, très-flasque, blanchâtre,
s'enlevant par le grattage et exhalant une forte odeur de gangrène.
Voici d'après Briquet la gradation de la destruction gangréneuse
dans cette maladie : « On trouve d'abord des dilatations dans lesquelles la muqueuse est dans son état d'intégrité, mais on en voit
d'autres où la muqueuse commence à se ramollir, et enfin dans les
dernières elle a complétement disparu et le tissu pulmonaire mis à nu
est tapissé par cette couche pseudo-membraneuse, qu'on voit ordinairement servir de limites à la gangrène. On remarque aussi que
la quantité du liquide contenu dans les cavités est en rapport avec
l'état plus ou moins avancé de la destruction gangréneuse. Ainsi,
dans les dilatations non encore attaquées, pus visqueux, jaune ;

dans celles où la muqueuse est déjà en détritus, pus grisâtre, à odeur fétide ; et dans celles où elle est complétement détruite, pus d'un gris noirâtre, à forte odeur de gangrène. » Cette variété a été constatée un assez grand nombre de fois. Remarquée plus tard par Trousseau, elle a fait le sujet d'une de ses intéressantes leçons. Nous ferons remarquer que cette gangrène peut être parfaitement limitée aux extrémités dilatées des bronches, sans que le parenchyme pulmonaire participe à cette lésion : mais quelquefois elle peut être le point de départ de la mortification qui envahit des portions plus ou moins étendues du poumon.

Les foyers gangréneux peuvent non-seulement communiquer avec les bronches mais encore avec la plèvre. Quelquefois la substance mortifiée se livre à la fois passage à travers les tuyaux bronchiques et à travers la séreuse viscérale. Dans ce dernier cas, il survient des complications que nous allons décrire. Fournet, dans le journal l'*Expérience* de 1838, a admis deux formes de gangrène partielle, sur lesquelles il a beaucoup insisté. Pour ce médecin, l'une se propagerait de la périphérie des poumons vers leur centre avec une tendance marquée à faire irruption dans le système bronchique plutôt que dans la cavité des plèvres ; l'autre au contraire envahirait de préférence cette dernière partie. Mais avant cet auteur Corbin avait proposé de distinguer les gangrènes du poumon en profonde et en superficielle. C'est surtout cette dernière qui a été de la part de ce médecin l'objet d'une étude très-intéressante qui a été insérée dans le *Journal hebdomadaire* de 1850. Il est clair que plus la gangrène est superficielle, c'est-à-dire que plus elle est rapprochée de la plèvre, plus celle-ci court le risque d'être lésée et détruite. Ainsi, d'après Corbin, il se formerait des plaques superficielles sous-pleurales, qui dans leur marche envahissante, épargneraient en quelque sorte le parenchyme pulmonaire, mais frapperaient de mort l'enveloppe séreuse. Il existe dans la science un certain nombre d'exemples où l'on a vu les eschares provoquer, en se dé-

tachant, une espèce de pleurésie gangréneuse et même le pneumothorax. L'épanchement qui survient à la suite de ces lésions est
constitué par une quantité plus ou moins grande d'une sérosité
infecte, bourbeuse, noirâtre, mêlée parfois à quelques détritus de
poumon gangrené. La cavité pleurale contient en outre des gaz
fétides ainsi que des fausses membranes de nouvelle formation. La
plèvre présente dans sa continuité une ou plusieurs perforations.
Celles-ci sont tantôt larges et irrégulières, tantôt si étroites qu'elles
admettent à peine le passage d'une tête d'épingle ; enfin la communication peut encore s'établir au moyen d'une sorte de fissure
linéaire. Il est rare que le feuillet viscéral présente un épaississe-
ment assez considérable pour prévenir la rupture du foyer. Si la
plèvre pulmonaire a contracté des adhérences avec la plèvre
pariétale, il ne pourra point survenir d'épanchement dans la cavité
thoracique, mais c'est au dehors que la matière gangréneuse se
fraye une route.

Bouillaud rapporte une observation (Revue médicale, 1824) dans
laquelle un trajet fistuleux s'étendait du foyer de la gangrène au
troisième espace intercostal. C'est encore par suite d'adhérences
survenues entre la face interne du poumon et la face externe du
péricarde que la cavité gangréneuse a des rapports avec l'enveloppe
du cœur. Laurence cite un fait dont il a été témoin ; l'eschare com-
prenait une portion des parois de ce sac. Il est donc probable que
l'ouverture d'un foyer gangréneux puisse exister dans le péricarde
(Laurence, observation 1). Enfin lorsque les tissus sphacélés communiquent avec la cavité pleurale, les désordres peuvent suivre une
marche progressive, alors le feuillet pariétal s'ulcère à son tour;
des communications s'établissent au dehors et des foyers gangréneux viennent siéger soit sous des muscles, soit sous la peau. La destruction atteint le périoste des côtes, dont le tissu devient noirâtre
et rugueux. Stokes nous a cité un cas de gangrène communiquant
avec la cavité pleurale, cas dans lequel il s'était fait une ouverture

dans la partie postérieure et inférieure de la plèvre pariétale, et le liquide s'était infiltré dans le tissu cellulaire au-dessous de la peau entre le péritoine et les muscles abdominaux jusqu'au scrotum. On trouve dans les *Bulletins de la Société anatomique*, 1837, une observation recueillie par M. le Dʳ Chavignez, dans laquelle une caverne gangréneuse de la partie supérieure du poumon gauche communiquait par plusieurs ouvertures avec la cavité pleurale, et celle-ci s'ouvrait par trois pertuis dans un foyer purulent situé à l'extérieur au niveau des côtes.

.En examinant cette tumeur, M. Chavignez remarqua qu'elle soulevait le mamelon gauche, qu'elle était distendue par des gaz et que sa mollesse était considérable. Une légère pression affaissait la tumeur; car le liquide et les gaz rentraient dans la cavité thoracique en produisant un bruit de gargouillement. L'un de nous, disent Béhier et Hardy, a été témoin d'un fait de perforation de l'œsophage chez un enfant qui rendit d'abord des crachats noirâtres et fétides remplacés plus tard par des selles présentant la même odeur et la même coloration. Boudet signale un exemple semblable, et enfin MM. Duhordel et Richard ont observé une perforation du diaphragme et du péritoine (Journ. des connaiss. méd.-chir., 1842). Dans les cas où la gangrène est l'effet d'une apoplexie pulmonaire, ou liée à la présence d'un abcès ou de masses tuberculeuses, le parenchyme qui entoure l'excavation est infiltré de sang, de pus, de matière tuberculeuse; en un mot rien n'est si variable que l'état du parenchyme pulmonaire; il dépend des diverses conditions pathologiques dans lesquelles se trouve le poumon au moment où son tissu est frappé de gangrène (Monneret).

On rencontre assez souvent sur les lèvres, sur la langue, sur les gencives, sur la face interne des joues, sur le voile du palais, sur la muqueuse pharyngienne des plaques diphthéritiques. Ces altérations sont produites par le passage des gaz fétides et des matières gangréneuses qui se détachent des eschares. L'influence délétère de ce contact suffit pour frapper de grangrène toutes ces parties, comme le prouve une observation de M. Bouillaud (Journ. hebdom., 1833). Les ganglions bronchiques sont fréquemment affectés : c'est surtout chez les enfants que MM. Rilliet et Barthez les ont trouvés rougeâtres et ramollis, parfois grangrénés ou tuberculeux. Enfin il peut exister des grangrènes multiples; plusieurs organes, quoique éloignés les uns des autres, peuvent être atteints à la fois : ce qui prouve que bien souvent cette affection est sous la dépendance d'un état général de l'économie.

L'examen cadavérique a quelquefois révélé l'existence d'un travail de réparation. Alors la cavité, naguère anfractueuse, s'est transformée en une poche de peu d'étendue, à parois lisses et tapissées par la fausse membrane dont nous avons parlé plus haut. Cette pseudo-membrane est douée d'une faculté rétractile, et c'est en vertu de cette heureuse propriété qu'elle amène le rapprochement des parois de la cavité, de sorte que lorsque l'oblitération est complète, on ne trouve plus qu'un espace celluleux. J'ai déjà dit, d'après Laënnec, que si la partie gangrenée a peu d'épaisseur, il n'y a point d'excavation, et la fausse membrane peut remplir la partie qui a été frappée de ramollissement et se transformer ensuite en une cicatrice pleine. MM. les professeurs Béhier et Hardy ont eu occasion de constater anatomiquement une cavité en voie de cicatrisation. Elle occupait la presque totalité du lobe supérieur du poumon gauche : elle était tapissée par une fausse membrane lisse, blanchâtre, épaisse; elle pouvait contenir une grosse orange, et enfin une assez large communication existait entre elle et une bronche. La femme chez laquelle existait cette altération avait présenté, deux ans auparavant, les symptômes caractéristiques de la gangrène pulmonaire; elle était guérie de sa gangrène et avait succombé à une autre affection.

Nous avons pu observer nous-même, au commencement du mois d'octobre dernier, un fait analogue chez une femme morte à la Charité, dans le service de M. le Dr Bourdon.

OBSERVATION Ire

Laplace (Catherine), blanchisseuse, âgée de 68 ans, est entrée à la Charité le 10 août 1869. Elle est couchée au n° 5 de la salle Sainte-Pauline. Quand on l'interroge sur l'état antérieur de sa santé, elle dit qu'elle a toujours joui d'une bonne constitution et qu'elle n'a jamais fait qu'une seule maladie : étant jeune, elle a été atteinte de fièvre typhoïde. Il y a environ un mois qu'elle est tombée malade au milieu des apparences d'une bonne santé et qu'elle a dû interrompre son travail pour prendre le lit.

Elle raconte qu'elle a éprouvé au commencement de sa maladie un mal de tête très-intense, un point de côté fort douloureux au niveau du sein droit, des frissons, de la fièvre, de la dyspnée, de la toux avec expectoration de matières jaunes ou couleur de rouille, et enfin une soif très-vive et du dégoût pour les aliments. Elle a reçu, chez elle, les soins d'un médecin de la ville jusqu'au 10 août, jour où elle est entrée à l'hôpital. M. Bourdon nous fit observer tout d'abord que son haleine était d'une fétidité horrible ; et en effet, elle répandait une odeur gangréneuse très-caractéristique. Même phénomène pour les crachats, qui étaient fluides, abondants et d'un gris sale.

Cette femme n'a pas su dire le nom de la maladie qui l'a frappée au début : mais, d'après ses propres renseignements, on pouvait penser à une pneumonie. La partie supérieure et postérieure de la poitrine portait les marques d'un ancien vésicatoire. M. Bourdon a diagnostiqué une gangrène pulmonaire succédant à l'inflammation du poumon droit.

Depuis que la malade avait pris le lit, son état s'était fort peu amélioré ; le 6 août, elle ressentit les premiers accès d'une toux très-pénible, suivie d'une abondante expectoration. L'haleine et les matières expectorées avaient une odeur repoussante, et c'est ce qui l'avait décidée à entrer, quatre jours après, à l'hôpital.

A la première visite : traits altérés, visage amaigri, yeux enfoncés ; le pouls bat une centaine de pulsations. La percussion révèle une matité complète à la partie supérieure et postérieure du poumon droit ; le côté gauche présente une sonorité normale. A l'auscultation, souffle caverneux au niveau du son mat, râles crépitants dans les environs ; bronchophonie.

La malade est souvent incommodée par des accès de toux, pendant lesquels survient une expulsion considérable de crachats, présentant les caractères ci-dessus indiqués. Ces mêmes symptômes ont persisté les jours suivants ; et la malade, qui dépérissait de plus en plus, semblait vouée à une mort prochaine. Néanmoins, vers les premiers jours de septembre, son état s'est amélioré; la fièvre est à peu près tombée ; l'altération du visage est moins prononcée; l'expectoration beaucoup moins abondante; l'haleine et les crachats perdent de leur odeur gangréneuse.

A la percussion : tantôt sonorité, tantôt matité de la partie supérieure et postérieure du thorax; à l'auscultation, souffle amphorique et retentissement de la voix : dyspnée beaucoup moins pénible.

L'appétit revient, les nuits sont plus calmes. Enfin il arrive un moment où les signes physiques, qui avaient fait reconnaître une gangrène pulmonaire, ont disparu. Ainsi : crachats opaques, jaunâtres, sans odeur gangréneuse et nageant dans un liquide visqueux, aéré : haleine moins fétide.

La sonorité, le souffle amphorique et la bronchophonie persistent. La malade semblait reprendre quelques forces, lorsque dans la nuit du 4 octobre elle meurt subitement.

Autopsie. Le sommet du poumon droit adhère à la partie supérieure et postérieure des parois thoraciques.— Dans cette même portion du poumon droit, il existe une caverne pouvant contenir une pomme d'api, et limitée supérieurement par la plèvre viscérale. Les parois de cette cavité sont parfaitement lisses, régulières; elles ne contiennent point de substance liquide ni solide, et elles sont tapissées par une pseudo-membrane, blanchâtre, de peu d'épaisseur et ne présentant aucune odeur gangréneuse. Le reste du poumon droit, qui est coupé soigneusement en petites tranches, ne présente pas d'autre excavation, mais il est congestionné et gorgé de sucs. Le poumon gauche ne présente rien de particulier. Le cœur paraît ramolli; les valvules mitrale et sigmoïdes de l'aorte sont légèrement ossifiées ; rien dans les autres organes.

ÉTIOLOGIE.

Nous abordons ici une question, peut-être la plus intéressante de la maladie qui nous occupe. Les causes qui peuvent engendrer la gangrène pulmonaire sont aussi nombreuses que variées. Mais de toutes celles qui ont été invoquées, quelques-unes seulement ont laissé dans mon esprit une clarté nette et précise; car il est certains points de pathogénie sur lesquels règne encore une grande obscurité, les auteurs n'étant pas toujours en parfaite communauté d'opinions. Aucun âge n'est à l'abri des atteintes de la gangrène pulmonaire : Laurence l'a observée une fois chez les sujets de 1 à 10 ans, cinq fois de 10 à 20 ans, dix-sept fois de 20 à 30, douze fois de 30 à 40, quatorze fois de 40 à 50, dix fois de 50 à 60, une fois de 60 à 70 et enfin trois fois de 70 à 80. D'après ce tableau, la gangrène pulmonaire serait plus fréquente entre 20 et 30 ans, et c'est aussi l'opinion d'un certain nombre d'auteurs. Mais, d'un autre côté, E. Boudet revendique pour l'enfance le triste privilége de cette affection. Chez les enfants de 12 à 15 ans; il l'aurait rencontrée 1 fois sur 27 décès ; chez les adultes 1 fois sur 78 décès, et enfin 1 fois sur 110 chez les vieillards. Ajoutons que la femme serait épargnée plus souvent que l'homme dans la proportion de 11 à 4.

Pour plus de clarté dans l'exposition des causes, je les diviserai, à l'exemple de Monneret, en causes locales et générales.

CAUSES LOCALES. — *Inflammation*. — La phlegmasie partielle du poumon peut-elle produire la gangrène? Ici, c'est bien le cas dire : *tot capita*, *tot sensus*, car jamais divergence d'opinions ne fut plus grande. Pour les uns, la pneumonie, qu'elle soit aiguë ou chronique, n'engendre point la gangrène, et l'on rapporte trop souvent à la pneumonie les symptômes qui apparaissent au début de la gangrène encore latente, ou bien l'on regarde comme primitives des lésions anatomiques, telles que l'induration ou l'hépatisation, qui sont toujours consécutives. D'autres accordent à la pneumonie chronique le triste privilége de donner naissance à cette maladie, mais ils le retirent à l'inflammation aiguë; ou, si la mortification pulmonaire succède à cette dernière, il faut en accuser l'état général du malade, l'altération profonde de sa constitution. Laënnec a émis le premier doute sur le développement de la gangrène à la suite de la pneumonie. On peut à peine la ranger, dit-il, au nombre des terminaisons de l'inflammation pulmonaire, et encore moins la regarder comme un effet de son intensité; car le caractère inflammatoire est très-peu marqué pour cette affection, soit sous le rapport des symptômes, soit sous celui de l'engorgement pulmonaire. La gangrène des poumons semble même le plus souvent se rapprocher de la nature des affections essentiellement gangréneuses, telles que l'anthrax, la pustule maligne, le charbon pestilentiel, etc., etc., et, comme dans ces affections, l'inflammation développée autour de la partie gangrenée paraît être l'effet plutôt que la cause de la mortification. Donc, pour cet auteur, c'est surtout une cause générale qui détermine l'irruption de la gangrène. MM. Rilliet et Barthez, qui ont beaucoup insisté sur l'étiologie de cette affection, attribuent aussi à la pneumonie une influence douteuse; car le plus souvent ils ont observé le développement de la gangrène chez des enfants atteints de rougeole, de fièvre typhoïde, de scarlatine, de variole. Boudet prétend que l'examen des faits qu'il a recueillis est loin de confirmer l'idée qu'une inflammation très-aiguë ou très-considérable du poumon ait été le point de départ de cette affection. Grisolle n'admet point la terminaison de la pneumonie par gangrène; il dit ne l'avoir jamais vue, et il donne bien peu de créance aux observations relatées par Traube, de Berlin, dans lesquelles 9 fois sur 14 le sphacèle était consécutif à la phlegmasie chronique.

Mais, à côté des auteurs qui professent le doute ou une incrédulité persistante sur la production de la gangrène par la phlegmasie pulmonaire, se placent des autorités imposantes qui, à mon avis, militent victorieusement en faveur de l'opinion contraire. Andral rapporte trois faits dans lesquels il a trouvé, à l'autopsie, l'hépatisation à côté des escharres gangréneuses. Bouillaud cite un cas analogue dans sa *Nosographie médicale*. MM. les professeurs Béhier et Hardy parlent de deux gangrènes pulmonaires consécutives à la pneumonie et au sujet desquelles l'examen anatomique le plus rigoureux avait confirmé le diagnostic. Graves ne doute point qu'une phlegmasie aiguë très-intense du poumon ne puisse donner naissance à la gangrène. M. Charcot rapporte, dans sa thèse d'agrégation (1860), un exemple qui tend à prouver que cette affection éclate au sein d'un lobe pulmonaire induré par le fait de l'inflammation chronique.

Chez le malade cité par M. Charcot, les signes de gangrène pulmonaire avaient persisté pendant huit jours, après quoi ils avaient cessé complétement, pour ne plus jamais reparaître. A l'autopsie, on trouva ce qui suit : « Le lobe inférieur du poumon droit, induré dans toute son étendue, présente tous les caractères de l'induration grise plane. Une excavation siége au niveau de son bord postérieur ; elle est dépourvue à sa face interne de toute espèce de revêtement membraneux et semble sculptée dans l'épaisseur des tissus indurés. Le liquide contenu dans cette excavation avait l'aspect du pus très-séreux. Il exhalait une odeur fade, mais nullement gangréneuse. Une petite eschare, molle, jaunâtre, prête à se détacher, existait au voisinage de cette excavation. Elle ne répandait pas non plus l'odeur de gangrène proprement dite. Les bronches n'étaient nulle part dilatées, et il n'y avait pas traces de tubercules soit dans les poumons, soit dans les autres organes. » M. le Dr Berton cite aussi un cas de gangrène dont il attribue le développement à la pneumonie.

Mais pourquoi donc la gangrène ne succéderait-elle pas à la phlegmasie pulmonaire? La gangrène n'est-elle pas, dans les autres organes, une terminaison assez commune de l'inflammation? Nous ne voyons guère les raisons sérieuses qu'on peut invoquer pour défendre, dans ce cas isolé, une opinion contraire à cette loi pathologique. D'ailleurs, il peut exister des conditions toutes particulières qui favorisent le développement du sphacèle. Qu'une phlegmasie intense, par exemple, envahisse le poumon d'un rachitique, l'organe respirateur, pour si peu qu'il augmente de volume, sera soumis à une compression, et la compression est elle-même une cause de gangrène. Il n'est même pas besoin, dans ce cas, que le thorax soit déformé. Laurence rapporte, à ce sujet, un fait concluant. Le poumon, considérablement augmenté de volume, tendait à faire hernie à travers les espaces intercostaux, et sa surface extérieure était creusée de gouttières ayant la même direction que les côtes. Bouillaud cite un fait analogue, mais dans lequel la compression était due non-seulement à l'augmentation du volume du poumon, mais encore à la production d'un épanchement pleurétique.

A côté de ces gangrènes par compression se rangent naturellement celles attribuées par Niemeyer à la stase inflammatoire complète dans les capillaires, ce qui enraye la circulation dans les artères pulmonaires et bronchiques et amène nécessairement la gangrène par suite des troubles de l'hématose et de la nutrition.

Nous-même avons observé, en 1866, dans un des lits que nous avait désigné pour le pansement M. Reynaud, alors professeur suppléant de clinique médicale, le cas d'une gangrène pulmonaire consécutive à une pneumonie franche.

OBSERVATION II.

A. B..., maçon, âgé de 18 ans, d'une constitution vigoureuse, est couché à l'Hôtel-Dieu, au n° 5 de la salle Sainte-Agnès. A l'interrogatoire, le malade raconte qu'il n'a jamais fait de maladie, et que c'est le lendemain d'une soirée passée au bal, c'est-à-dire le 30 novembre, qu'il a ressenti les premières atteintes de son mal. Le premier décembre : malaise général, douleurs dans les membres, abattement des forces considérable, perte d'appétit, frissons et point de côté. Ce n'est que le 4 décembre qu'il s'est décidé à entrer à l'hôpital.

Ce jour-là on constate un mal de tête très-intense, une douleur très-vive du côté gauche de la poitrine, au-dessous du mamelon, s'exaspérant par la pression : de la fièvre, le pouls à 104 pulsations, de l'oppression, une toux pénible s'accompagnant d'une expectoration difficile et peu abondante. Les crachats sont âcres, visqueux, adhérents au fond du vase; leur couleur est jaune comme celle de l'écorce d'orange ou semblable à celle du sucre d'orge. La face est injectée, les deux pommettes sont colorées; mais nous n'avons pas constaté que la coloration fût plus marquée dans celle qui correspond au poumon malade : langue sale, dégoût pour les aliments, constipation durant depuis cinq jours; décubitus dorsal.

La percussion révèle les phénomènes d'une matité très-étendue siégeant sur les deux tiers inférieurs du côté gauche de la poitrine ; de ce même côté, vibrations thoraciques exagérées. A l'auscultation, râle crépitant, souffle tubaire et bronchophonie. Température, 39°,4. Diagnostic : pneumonie du poumon gauche.

Ces symptômes se maintiennent pendant quelques jours, puis certains perdent de leur intensité. Ainsi, le 8 décembre la douleur de côté est moins vive, le pouls moins fréquent, la température du corps ne s'élève qu'à 38°,4. Les crachats ont conservé l'apparence qu'ils présentaient au début de la maladie, mais l'expectoration est plus facile et plus abondante, et la dyspnée moins pénible. Au côté gauche, on remarque toujours un souffle tubaire très-marqué et de la bronchophonie. Enfin le malade se sent mieux, il a passé la nuit avec calme, et le matin, à la visite, il demande à manger.

Le 9 décembre les phénomènes que l'on observait à l'auscultation ont changé de caractère : la respiration bronchique a disparu, elle est remplacée par du souffle caverneux et du gargouillement. Les crachats ne gardent pas leur coloration jaunâtre, ils deviennent blancs, aérés et de plus en plus liquides. La température du corps a augmenté, elle est de 39 degrés.

Le 10. Sans que rien ait pu faire prévoir un nouvel accident, le malade est pris, vers 5 heures du matin, d'un accès de toux très-pénible, accompagné d'une abondante expectoration. Les crachats expulsés sont liquides, mousseux, d'un gris noirâtre, d'une fétidité gangréneuse. L'haleine présente une odeur des plus repoussantes. A l'auscultation on trouve un souffle amphorique très-marqué, du retentissement de la voix dans un point circonscrit au côté gauche; on constate même un léger tintement métallique. Le thermomètre donne une température de 38°,4.

Les 11 et 12. Le malade présente les mêmes phénomènes; de nouvelles vomiques surviennent et à chacune d'elles le crachoir est rempli par les produits de l'expectoration : température 38°,4.

Le 13. Le souffle amphorique a augmenté en étendue, de même que la sonorité thoracique ; à 3 heures et demie du matin une nouvelle vomique est survenue : état général satisfaisant, peu ou pas de fièvre, peau assez fraîche, soif presque nulle; le malade sent son appétit renaître, il demande à manger.

Le 14. Nouvelle vomique à 5 heures du matin ; à la visite on s'aperçoit que l'haleine a perdu de son odeur gangréneuse; les crachats ne paraissent plus aussi fétides. Le souffle est passé de l'état amphorique à l'état caverneux; il ne ressemble plus à celui qu'on produit quand on souffle dans une carafe; la sonorité a fait place à de la matité : le malade a dormi, il n'a pas de fièvre et il mange avec appétit.

Le 15, au matin, la sonorité a reparu ; les phénomènes de l'auscultation sont les mêmes que ceux de la veille. La veille au soir à 4 heures, le malade a eu de nouveau un accès d'expectoration très-abondante, et aujourd'hui à 4 et 5 heures du matin, il a été pris des mêmes accidents. L'état général est toujours satisfaisant.

Les 16, 17, 18 et 19. Mêmes phénomènes, si ce n'est que l'odeur gangréneuse tend à disparaître de plus en plus. Le malade dort, mange et trouve qu'on ne lui donne pas assez de nourriture.

Le 20. Grande amélioration ; il y a eu cependant deux vomiques, mais elles ont été moins abondantes que les précédentes : le soufflé caverneux est moins prononcé, etc., etc.

Le 21. A 4 heures du matin, le malade expectore un liquide transparent sur lequel nagent des grumeaux opaques et arrondis. Ces crachats n'ont plus cette odeur fétide et repoussante, qui incommodait tant et le malade et ses voisins. Le soufflé caverneux est passé de nouveau à l'état de soufflé amphorique ; il y a toujours sonorité dans le même point.

Les jours suivants, l'état du malade devient de plus en plus satisfaisant ; les vomiques sont de plus en plus rares et de moins en moins abondantes.

Le 24. On ne trouve plus à la visite de soufflé amphorique, il a été remplacé par du soufflé bronchique. Les jours suivants, le malade ne rejette plus à grands flots cette matière liquide dont nous avons parlé ; il expectore de temps en temps et à peine remplit-il dans une journée la moitié de son crachoir ; il se lève, il mange, il dort : enfin tous les phénomènes thoraciques s'amendent peu à peu. Bientôt après, le malade partait pour Vincennes en parfait état de convalescence.

Il est impossible de ne pas voir dans ce fait un cas de gangrène, suite de pneumonie. D'ailleurs M. Raynaud n'avait aucun doute là-dessus, et, dans une savante leçon, il a entretenu ses élèves sur la terminaison de la phlegmasie pulmonaire par gangrène.

Les pneumonies qui entraînent le plus facilement la gangrène sont celles qui proviennent du passage de quelques restes d'aliments dans les voies aériennes, par la raison bien simple que ces matières sont exposées à s'y putréfier (Niemeyer). Laurence a vu un

cas où le sphacèle du poumon avait succédé à la phlegmasie produite par la présence d'un corps étranger, dont le séjour dans les
bronches remontait à une époque ancienne. Ce corps était une ver-
tèbre de poisson armée d'épines, autour de laquelle existaient les
foyers gangréneux.

Gangrène par bronchite. — C'est surtout la gangrène de Briquet
qui se manifeste dans le cours de cette affection. Il est bien avéré,
pour cet auteur, qu'une bronchite générale, ou bien qu'une bronchite des extrémités dilatées des bronches peut produire la mortification de ces organes. Trousseau cite un exemple dans lequel l'élément catarrhal avait occasionné l'invasion de la gangrène. Ces auteurs rapportent cet accident à la nature de l'inflammation et à
l'altération de l'économie plutôt qu'à l'intensité de la phlogose.
Laënnec avait déjà admis la possibilité que dans le cours d'une bronchite ordinaire et sous l'influence de causes indéterminables, la sé-
crétion des bronches subit une décomposition fétide. M. le professeur Dittrich pense que les crachats emprisonnés dans la dilatation
des bronches y subissent diverses métamorphoses, parmi lesquelles
on peut trouver une dégénérescence gangréneuse. Tel est le point
de départ de la mortification, soit des extrémités dilatées des bronches, soit du parenchyme pulmonaire. D'après le même auteur, ce
dernier peut être atteint de deux manières : ou les mucosités en
ulcérant les parois bronchiques déterminent une perte de substance
assez considérable pour attaquer le poumon, ou ces matières sep-
tiques pénètrent dans le torrent circulatoire, et c'est à l'intoxication
du sang qu'il faut rapporter la gangrène pulmonaire.

Que le mucus soit le point de départ de la gangrène, ou bien que
celle-ci frappe d'emblée les extrémités des bronches, cela est, je
crois, une question secondaire. D'ailleurs, M. le professeur Lasègue
s'exprime ainsi : « Quelque créance qu'on accorde aux inductions de
Dittrich, il ne faut pas moins admettre en principe que la gangrène

muqueuse n'est qu'un premier degré et que si elle n'entraîne pas des accidents mortels c'est moins parce qu'elle est d'une nature bénigne que parce qu'elle n'a pas eu le temps de pousser plus loin ses ravages » (Archives 1857). Et, en effet, M. le professeur Lasègue donne à cette variété de gangrène le nom de gangrène curable.

Je dois dire en passant que M. Leblaye (thèse 1844) est peu disposé à admettre la gangrène de Briquet. « Pour un esprit critique tant soit peu difficile, dit-il, le premier cas cité par Briquet est un exemple de gangrène du poumon à la suite d'apoplexie pulmonaire, et le second présente manifestement tous les caractères anatomiques qui appartiennent à la gangrène du poumon suite d'abcès métastatiques. » Quoi qu'il en soit, il n'en est pas moins vrai que M. Briquet a signalé le premier cette variété de gangrène, et que cette variété a été observée plus tard par un grand nombre d'auteurs.

Gangrène par infarctus pulmonaire. — Le sang arrive aux poumons par deux voies différentes tant au point de vue anatomique qu'au point de vue physiologique, par l'artère pulmonaire pour les fonctions d'hématose, par les artères bronchiques pour les fonctions de nutrition. Chacun de ces vaisseaux afférents peut être oblitéré soit par des caillots erratiques ou *emboles* ou par des caillots nés sur place ou *thromboses*. Dans les deux cas, le résultat nécessaire de l'oblitération artérielle se produit; il y a *infarctus*, ou stagnation et par suite coagulation du sang dans toute l'étendue du département vasculaire desservi par l'artère oblitérée, à moins toutefois qu'il ne s'agisse d'une très-petite artériole susceptible d'être suppléée par la circulation collatérale.

Les conséquences de ces oblitérations et des infarctus consécutifs sont aujourd'hui connues de tous, grâce aux travaux de Virchow. Ce sont, au moins en temps qu'il s'agit des artères à sang nourricier :

1° La mortification simple des tissus ou *nécrobiose* pour les organes à l'abri du contact de l'air ou autres gaz, mortification très-souvent désignée, même de nos jours, sous le nom de ramollissement ;

2° La mortification avec putréfaction ou *gangrène*, lorsque les gaz viennent au contact des tissus soit directement soit par endosmose. Aussi la *gangrène* consécutive à l'oblitération des artères bronchiques ne fait-elle doute pour personne. Que l'occlusion du vaisseau vienne à se produire soit à la suite de l'artérite aiguë ou chronique (*thrombose*), soit par l'enclavement d'un caillot migrateur (*embolie*), le sang stagne et se coagule dans tout le ressort du vaisseau oblitéré, et les éléments anatomiques, privés de nutrition et exposés à l'influence de l'air atmosphérique à une température élevée, meurent, et, retombant sous l'empire des lois chimico-physiques, se décomposent et se putréfient. Il y a gangrène.

Boerhaave avait déjà dit : « Si bronchialis arteria vel et pulmo-« naris vehementissima inflammatione corripitur, a causa interna vel « externa, brevi nascitur gangræna. » En 1831, M. Pigné constatait dans les artères pulmonaires et bronchiques la présence de caillots fibrineux (*Bulletin de la Société anatomique*, 1831). Depuis les travaux de Virchow, plusieurs observateurs, entre autres Graves, de Dublin, ont également constaté la gangrène pulmonaire consécutivement à l'oblitération des artères bronchiques.

Mais si tout le monde est d'accord au sujet de l'occlusion des artères bronchiques, il n'en est pas de même lorsqu'il s'agit de l'artère pulmonaire ou de ses branches. Admise par les uns, rejetée par les autres, la gangrène par infarctus, à la suite de l'occlusion de ce dernier vaisseau, a donné lieu à de nombreux et importants travaux. Ce vaisseau, on le sait, est le plus souvent oblitéré par des caillots migrateurs provenant des veines affectées de *phlegmatia alba dolens ;* la rareté des affections organiques du cœur droit explique suffisamment pourquoi l'oblitération par débris valvulaires ou autres joue dans cette espèce d'infarctus un rôle très-effacé relativement à l'oblitération des artères bronchiques.

Boerhaave, Pigné, nous l'avons déjà vu, et Cruveilhier, sous le nom d'*artérite pulmonaire* (*Anatomie pathologique*, liv. III, p. 4), admettaient l'oblitération de cette artère au nombre des causes pathogéniques de la gangrène pulmonaire. Mais il était bien difficile de comprendre comment l'oblitération d'un vaisseau artériel peut amener la mortification d'un organe dont la nutrition est complément indépendante de lui. Aussi Virchow jugea-t-il utile d'instituer à ce sujet des expériences sur les animaux. Injectant tantôt du caoutchouc, tantôt du tissu musculaire, tantôt enfin des caillots sanguins, etc., dans les veines jugulaires, il obtint des résultats variés; tandis que le caoutchouc restait sans influence pour la mortification du tissu pulmonaire, la chair musculaire et les caillots sanguins produisaient l'inflammation et quelquefois, mais non toujours, la gangrène du poumon. On peut résumer, avec M. le professeur Lasègue, le résultat de ses expériences en disant que « la gangrène pulmonaire ne résulte jamais directement de l'oblitération de l'artère pulmonaire, mais, dans les cas où on l'a attribuée à cette cause, elle était la conséquence de la pneumonie et succédait à une inflammation. »

Depuis les travaux de Virchow, de nombreuses observations de gangrène du poumon ont été citées à la suite des oblitérations pulmonaires. Nous empruntons la suivante à la thèse de M. Bal (1860) :

OBSERVATION III.

Une femme, accouchée dans le courant du mois d'octobre 1858, et affectée de « phlegmatia alba dolens, » entra dans le service du professeur Trousseau, à l'Hôtel-Dieu, pour y faire soigner son enfant. Quelques jours après son entrée à l'hôpital, c'est-à-dire le 8 décembre, elle fut prise tout à coup de douleurs dans a poitrine du côté droit, accompagnées d'une forte dyspnée. Les inspirations étaient courtes et fréquentes; l'auscultation permettait de reconnaître des râles humides, puis du souffle et du retentissement de la voix dans la portion supérieure et postérieure de la poitrine, tandis que dans la partie inférieure de la région thoracique, on entendait plus tard du souffle et de l'égophonie. L'expectoration sanglante n'était point celle que l'on rencontre dans la pneumonie franche; dès le deuxième jour des accidents, les crachats ressemblaient à ceux de l'apoplexie pulmonaire. — A partir du quatrième jour, ils eurent une odeur gangréneuse de plus en plus accusée, et le septième jour la malade succomba.

Autopsie. — Les veines du mollet, les veines poplitée, crurale et saphène, étaient remplies de caillots de coloration, de consistance et de structure variables, libres dans leur plus grande étendue, adhérents par places aux parois vasculaires.

Poumons : Pleurésie séro-purulente à droite; au niveau de la scissure interlolaire supérieure, et de la portion inférieure et postérieure du poumon droit, la surface de l'organe avait une teinte d'un brun-noirâtre dans une étendue de 4 à 5 centimètres carrés. En cet endroit, il existait une perforation pulmonaire qui conduisait dans une vaste anfractuosité gangréneuse, qui aurait pu loger un œuf de poule. L'aspect du tissu pulmonaire et l'odeur des parties affectées ne laissaient aucun doute sur la nature gangréneuse de la lésion locale. La grosse branche de l'artère, qui dessert le lobe supérieur du poumon droit, dans lequel se trouvait l'excavation gangréneuse, offrait dans sa cavité un caillot fibrineux adhérent aux parois du vaisseau, de couleur rosée, à fibres longitudinales, en tout semblable au caillot de la veine fémorale et de la veine cave inférieure. Il avait 3 centimètres de long, et se continuait en arrière avec un caillot fibrineux moins bien organisé, et en avant, avec des caillots cruoriques ramollis.

« Il est évident, ajoute M. le Dr Ball, que, d'après cette intéressante observation, l'oblitération d'un rameau considérable de l'artère pulmonaire peut amener la gangrène du lobe correspondant. Il ne viendra certainement à l'esprit d'aucun observateur sérieux de considérer le fait qui vient d'être rapporté comme le résultat d'une coïncidence purement fortuite. »

M. Lefeuvre cite un exemple de gangrène circonscrite du poumon avec oblitération d'une grosse branche de l'artère pulmonaire,

Mais il ne peut pas déterminer si le caillot est consécutif ou bien primitif.

3

OBSERVATION IV.

Marie Louis, 65 ans, tourneur en bois, entre au service de M. Barth, le 26 avril 1867. Jamais de maladie jusqu'à il y a 12 ans. Depuis cette époque, il tousse habituellement et éprouve en outre des palpitations et de l'oppression lorsqu'il se livre à un travail fatigant. Longtemps il a vécu dans une grande pauvreté, qui est devenue la misère depuis qu'il ne peut plus travailler : il habite maintenant une loge de portier obscure et malsaine et sa nourriture est souvent insuffisante ou de mauvaise qualité. Il affirme qu'il n'a jamais fait d'excès, qu'il ne s'est jamais enivré. C'est un vieillard maigre, pâle, tellement affaibli que ses jambes peuvent à peine le soutenir. Il montre avec sa main la partie inférieure et latérale de son côté droit, où il ressent, dit-il, une vive douleur.

Il expectore des crachats muco-purulents assez semblables à ceux des phthisiques, mais l'auscultation ne révèle que quelques râles sonores et sous-crépitants plus nombreux vers la base du poumon que vers le sommet. La percussion donne une sonorité normale dans toute l'étendue de la poitrine, etc., etc.

Pendant les huit premiers jours, l'état du malade ne fut pas sensiblement modifié ; il se plaignait toujours d'une douleur dans son côté gauche, mais comme l'auscultation de ce point de la poitrine ne révélait aucun signe de pneumonie ou de pleurésie, on attribuait cette douleur à une névralgie, ou à sa maladie de cœur, car il se plaignait de palpitations, et il avait un bruit de souffle au premier temps et à la pointe. Les crachats restent toujours épais, purulents. Vers le 1er mai, l'expectoration change peu à peu de nature, les crachats prennent une teinte brune jus de pruneaux, tout en restant épais, muqueux et adhérents au fond du vase. En même temps ils exhalent une odeur fade semblable à celle du plâtre humide.

L'haleine du malade n'est pas encore fétide ; prostration, toux plus fréquente ; gros râles humides correspondant à la douleur. M. Barth porte le diagnostic de gangrène pulmonaire circonscrite : hémorrhagies successives, haleine fétide ; faiblesse de plus en plus grande, somnolence ; il ne mange plus, il devient encore plus maigre et plus pâle. Enfin mort 15 mai, 8 heures du soir.

Autopsie. — Poumon gauche adhère aux côtes inférieures et au diaphragme ; lorsqu'on arrache les poumons, une large plaque noire de tissu gangrené reste adhérent à la paroi costale et il s'exhale en même temps une puanteur extrême. Une énorme cavité gangréneuse, noire, fétide, occupe toute la partie inférieure du lobe supérieur du poumon gauche; cette cavité qui pourrait facilement loger le poing est remplie en partie par des détritus de parenchyme pulmonaire. Par une dissection attentive, on a pu suivre plusieurs des divisions de l'artère pulmonaire et des bronches jusque dans le foyer gangréneux. Une bronche grosse comme un tuyau de plume se termine brusquement et présente un orifice béant au centre de la cavité; c'est par cette bronche sans doute que les liquides gangréneux et le sang épanché ont pu être rejetés au dehors. La muqueuse de cette bronche ainsi que celle des principaux rameaux voisins est rouge, épaissie et ramollie, mais non ulcérée et gangrenée. Une grosse branche de l'artère pulmonaire a été aussi détruite par la gangrène; son extrémité flotte au milieu de caillots noirs, elle est oblitérée par un coagulum fibrineux grisâtre, adhérent à sa paroi, ayant une longueur de 2 centimètres environ.

Le foyer gangréneux était limité en dehors par la paroi costale; de solides adhérences en fixant les deux plèvres à ce niveau ont empêché la production du pneumothorax. Le tissu pulmonaire qui entoure le sphacèle est hépatisé et imprégné d'une sorte d'œdème, altération probablement secondaire. L'un et l'autre poumon ne contiennent aucune production tuberculeuse, aucun noyau apoplectique. (Thèse 1867, Lefeuvre.)

Mais tandis que les uns admettaient sans arrière-pensée ce mode pathogénique de la gangrène pulmonaire, Virchow, Trousseau, Niemeyer, Ball, etc., que d'autres restaient indécis, se contentant d'exposer les opinions d'autrui, quelques-uns, Graves (de Dublin), Grisolle, etc., la rejetaient d'une façon plus ou moins explicite. Pour ces derniers, la mortification d'un tissu privé d'un sang qui n'était pas destiné à le nourrir restait chose incompréhensible, et il est fort probable que c'était le même motif qui commandait l'abstention de ceux qui ne se prononçaient pas. Mais en ne tenant compte que du fait mécanique, de l'oblitération vasculaire, on n'envisageait le problème que sous une de ses faces, on ne prenait en considération que l'un de ses termes, le plus important dans l'espèce, il est vrai, mais qui à lui seul ne pouvait pas mener à une solution rigoureuse.

A côté de l'effet mécanique *oblitération*, il y a l'agent oblitérant.

Or, la pathologie expérimentale nous apprend que si le caoutchouc n'a jamais produit la gangrène, les substances putréfiables — *chair musculaire et caillots sanguins* — l'ont quelquefois produite. Des bouchons fibrineux ou autres, dans un état général donné, ne pour raient-ils pas aboutir au même résultat? L'observation ci-dessus serait pour le moins succeptible de subir cette interprétation. On sait, du reste, que l'effet des oblitérations artérielles n'est pas toujours le même ; la différence est grande entre les embolies pyohémiques et les embolies cardiaques, par exemple. Enfin à côté de l'oblitération se trouve encore l'infarctus, et il n'est pas difficile de concevoir que dans ce tissu gorgé de sang, et dont les éléments constitutifs sont nécessairement refoulés excentriquement par les vaisseaux distendus, les capillaires, les artérioles et même des troncs bronchiques plus ou moins volumineux puissent être comprimés. Le processus se rapprocherait alors de celui de l'oblitération des artères bronchiques ou même ne serait que cette oblitération déguisée.

Quoi qu'il en soit, que la gangrène pulmonaire soit due à l'inflammation consécutive, comme le veut Virchow, à la putréfaction des bouchons oblitérateurs amenant la putréfaction inflammatoire ou autre des tissus voisins ou enfin à la gêne de la circulation bronchopulmonaire, elle existe, les observations en sont assez nombreuses dans la science et il ne reste plus qu'à mieux s'édifier sur la pathogénie.

Gangrène par phlébite pulmonaire. Nous ne signalerons que pour mémoire cette espèce de gangrène. Admise par M. Cruveilhier, mais laissée complétement dans l'oubli sinon rejetée par les pathologistes les plus nombreux, elle pourrait sans inconvénient être passée sous silence. Ce n'est pas que ce mode de mortification des tissus soit en contradiction avec les données de la pathologie générale ; on sait en effet que la gangrène humide peut être le résultat de l'arrêt prolongé de la circulation veineuse. Mais dans l'espèce, la gangrène pulmonaire par obstacle à la circulation de retour complétement dépourvue de faits à l'appui ne reste qu'à l'état d'hypothèse plus ou moins plausible.

Gangrènes glycohémiques. — Le poumon pas plus que les autres organes n'est à l'abri de l'influence de la glycohémie sur la vitalité des tissus. De même que les membres inférieurs, par exemple, de même que le cristallin, le poumon irrigué par un sang chargé de sucre peut se mortifier. Comme les membres inférieurs et les autres parties exposées au contact de l'air, il peut se putrifier, tandis que d'autres organes tels que le cristallin soustraits à l'influence de cet agent ne subissent qu'un simple ramollissement, le cristallin, par exemple, la *phacomalacie*, plus connue sous le nom de cataracte molle.

Quel est le processus morbide de la gangrène pulmonaire glycohémique ? si l'on consulte le mode d'évolution de la gangrène glycohémique en général, on voit que le diabète sucré modifie les tissus de plusieurs manières : 1° en les enflammant préalablement (phlegmon diffus ou gangrène humide, furoncle, anthrax); 2° en oblitérant les vaisseaux nourriciers, artérite, gangrène des extrémités, gangrène sénile. Aussi semble-t-il au premier abord que la gangrène glycohémique pulmonaire, au lieu de faire une classe à part, devait logiquement rentrer dans les deux classes précédentes, gangrènes par inflammation et gangrènes par infarctus. Mais comme les auteurs ne s'accordent pas tous sur le processus glycohémique gangréneux, comme un bon nombre à l'exemple de Marchal (de Calvi) font jouer à l'irritation produite sur les tissus au contact du sucre un rôle important sinon exclusif, nous avons cru devoir réserver une place à part à cette espèce de gangrène, même au point de vue pathogénique.

La présence du sucre dans le sang et dans les humeurs irrite et enflamme les tissus; c'est ce que prouve le prurit vulvaire si fréquent dans le diabète chez la femme et le prurit préputial avec balano-posthite chez l'homme. On conçoit qu'au contact du même agent les parois des artères et les tissus profonds puissent également s'en-flammer et s'irriter et produire soit l'artérite, soit le phlegmon diffus, soit le furoncle et l'anthrax, selon les tissus qui sont atteints.

Ces deux modes d'évolution morbide n'agissent peut-être pas d'une façon isolée aussi souvent qu'on le pourrait croire et nous pensons que, si l'inflammation glycohémique se termine à peu près invariablement par gangrène, cela tient non-seulement à l'état gé-néral du malade mais à ce que les vaisseaux sont affectés en même temps que les tissus auxquels ils apportent leurs éléments de nutrition. En effet, les sujets affectés de furoncle, d'anthrax ou même de gan-grène des extrémités de cause diabétique sont souvent gras, bien portants en apparence et d'une constitution robuste, à tel point que M. Marchal (de Calvi) a cru devoir créer spécialement pour eux un tempérament particulier, le tempérament *sanguin-gras*. D'un autre côté, que de sujets pissent du sucre et mènent aussi bien que beau-coup d'autres à bon terme des inflammations légitimes! De là nous croyons pouvoir conclure que, pour qu'une inflammation chez un diabétique se termine par gangrène, il faut qu'elle soit plus ou moins dépendante de l'état glycohémique, et peut-être que le sys-tème vasculaire soit affecté au même titre que les éléments anato-miques circonvoisins.

On ne saurait nier cependant l'influence des causes secondaires sur la production de cette espèce de gangrène. C'est ainsi que, comme l'a remarqué M. Charcot, la gangrène pulmonaire glycohé-mique se développe de préférence dans les cas de tuberculose et autour des tubercules. Le tubercule semble jouer, dans ce cas, le rôle de l'épine de Van Helmont et le poumon être affecté de préférence parce que, suivant l'expression des anciens, il est le *locus minoris resistentiæ*. Dans une observation relatée par l'auteur que

nous venons de citer, une femme d'une trentaine d'années, depuis
longtemps diabétique, succomba rapidement à l'hôpital de la Charité, service de M. Rayer, après avoir présenté tous les signes de la
phthisie galopante. A l'autopsie, on trouva au pourtour de cinq ou
six noyaux tuberculeux crus du volume d'une grosse noix, le tissu
du poumon réduit en une pulpe molle, couleur lie de vin et imprégné d'une sanie brunâtre. Les foyers de ramollissement ne répan-
daient par d'autre odeur que celle qui s'exhale habituellement du
cadavre des diabétiques. Remarquons en passant que cette absence
d'odeur gangréneuse constitue la règle dans la gangrène glycohémique du poumon. Nous aurons, du reste, l'occasion d'y insister
plus loin, à propos de la symptomatologie et du diagnostic.

Mais la présence du tubercule n'est pas nécessaire pour la mortification du parenchyme pulmonaire de cause glycohémique. Comme
dans le tissu cellulaire, comme dans les follicules pilo-sébacés, comme
dans les extrémités, la gangrène peut survenir d'emblée ou n'être
précédée que d'une inflammation simple. Griesinger, cité par Charcot, en a observé un cas. Il n'en est pas moins vrai que le plus souvent la gangrène pulmonaire diabétique vient après la production
des tubercules dans les poumons. Mais ce serait sans doute aller trop
loin que de partir de la constatation de ces faits pour établir entre deux
conséquences de la glycohémie une relation de cause à effet. On ne
s'expliquerait guère, du reste, pourquoi le poumon serait plus que
les autres organes à l'abri de l'action destructive directe qu'exerce
sur les tissus la présence du sucre dans le sang ou dans les humeurs.

Gangrène par présence de corps étrangers dans le poumon. — Sous
le nom de corps étrangers, nous comprenons non-seulement les
corps venus du dehors, balles, morceaux d'étoffes, boutons, arêtes
par suite de perforation de l'œsophage, mais encore les produits
hétéromorphes qui se sont développés dans le poumon lui-même.

apoplexie, kystes hydatiques, cancer, tubercules. Nous avons déjà
parlé des premiers et nous avons indiqué le mécanisme par lequel
ils produisent la gangrène. Quant aux seconds, ils agissent soit en
comprimant les tissus et en gênant l'abord du sang ou la circulation
en retour, soit en en déterminant l'inflammation directe ou consécutive à leur putréfaction préalable. C'est ainsi que l'apoplexie pulmonaire, d'après M. Genest, peut déterminer la gangrène du poumon, sans compter bien entendu la mortification et la putréfaction
inévitable des lambeaux de tissu plus ou moins complétement détachés.

Au contact du sang plus ou moins putréfié, au contact de ces lambeaux gangrenés ou enfin par suite de la compression exercée par le
caillot sanguin, le tissu circonvoisin peut se mortifier à son tour et
donner lieu à une gangrène pulmonaire. Les kystes hydatiques n'agissent pas autrement; M. Davaine a cité un cas de gangrène due à cette
cause; nous-même avons vu, dans le service de M. Richard, à Lari-
boisière, un malade exhalant l'odeur caractéristique de la gangrène
pulmonaire avec expectoration gangréneuse, vomir quatre ou cinq
jours après des hydatides. La guérison étant survenue bientôt après
nous n'oserions donner ce cas comme exemple de gangrène à la
suite d'hydatide du poumon; on sait, en effet, que les hydatides du
foie se font souvent jour par les bronches et combien le diagnostic
du siége est difficile en pareil cas. Mais, comme le mécanisme de la
gangrène ne diffère pas sensiblement de celui qui préside à la mortification du tissu pulmonaire à la suite des kystes hydatiques du
foie et des tumeurs circonvoisines, nous avons cru pouvoir relater
le fait en cet endroit, n'ayant pas, du reste, l'intention de revenir sur
les nombreuses observations de gangrène du poumon consécutives
aux kystes hydatiques de l'organe sécréteur de la bile. Quant à une
prétendue diathèse gangréneuse consécutive aux hydatides, elle
aurait besoin pour être admise dans la science d'être appuyée sur
des faits plus nombreux et plus concluants que l'observation unique
consignée par M. Davaine dans son ouvrage.

Rien ne prouve que, dans ce cas particulier, la gangrène soit plutôt due aux hydatides qu'à toute autre cause. Le cancer produit rarement la gangrène du poumon; le malade succombe le plus souvent alors soit à des hémoptysies graves, soit aux autres accidents de l'affection cancéreuse. Mais il n'en est pas de même des tubercules; ceux-ci peuvent non-seulement produire la mortification des tissus soit par compression excentrique, soit par inflammation de voisinage consécutive au contact des matières putrides, mais encore les parois des cavernes auxquelles ils donnent naissance peuvent se mortifier par un processus analogue à celui qui préside au sphacèle des dernières ramifications bronchiques dans la gangrène de Briquet. C'est à ce dernier mode d'évolution que nous croyons devoir rapporter la gangrène dans le cas suivant, que nous avons observé à l'hôpital de la Charité.

OBSERVATION V.

Marie Rossini, couturière, âgée de 40 ans, entre à l'hôpital de la Charité le 13 octobre 1869. Elle est couchée au numéro 11 de la salle Sainte-Pauline, service de M. le Dr Bourdon.

Cette femme dit avoir toujours été bien portante; elle a eu cinq grossesses, qui n'ont présenté rien d'anormal, et elle est accouchée chaque fois dans d'excellentes conditions.

Il y a environ trois mois, elle est tombée malade, après avoir supporté une longue misère et de grandes peines domestiques.

Elle présenta à cette époque tous les signes rationnels d'une phthisie à son début. Ainsi : douleur à la partie supérieure et antérieure de la poitrine du côté gauche; toux pénible, expectoration de plus en plus abondante; hémoptysies, sueurs nocturnes localisées surtout à la tête et au thorax : amaigrissement progressif; perte d'appétit et des forces, diarrhée, etc., etc. Tous ces symptômes devenus de plus en plus intenses ont aggravé l'état de la malade, qui entre à l'hôpital le 13 octobre dernier.

Le lendemain, M. Blachez, examina la malade, en l'absence de M. Bourdon, dont il avait pris le service depuis quelques jours.

Le 14 octobre, elle présente les signes suivants : pouls dur et fréquent; facies altéré, joues creuses, yeux enfoncés, maigreur extrême, œdème des membres inférieurs; orthopnée des plus pénibles; toux presque continuelle; expectoration abondante de crachats liquides, visqueux, d'un gris sale, répandant une odeur gangréneuse insupportable. L'haleine est aussi fétide. C'est depuis quinze jours que la malade rejette ces matières, dont la puanteur est caractéristique. Elle prétend en avoir expectoré un *seau* jusqu'à ce jour. La percussion donne un son mat à peu près dans toute l'étendue du poumon gauche : l'auscultation révèle l'existence de deux cavernes : l'une située à la partie supérieure et postérieure de la poitrine, avec souffle caverneux; l'autre, vers la partie moyenne, avec souffle amphorique; dans ces deux points retentissement considérable de la voix; craquements et quelques râles muqueux au sommet du poumon droit. Rien d'anormal au cœur.

M. Blachez dénonce un foyer gangréneux autour d'une caverne tuberculeuse, et ce diagnostic a été adopté plus tard par M. Bourdon.

Le 13. Mauvaise nuit; la malade n'a pas dormi; elle reste sur son séant à cause de l'oppression; mêmes sueurs nocturnes; haleine toujours fétide : toux presque continuelle; crachats présentant les caractères ci-dessus indiqués; mêmes signes stéthoscopiques; pouls fréquent, soif vive, dégoût pour les aliments, faiblesse extrême. Température, 38 degrés.

Les jours suivants l'état de la malade ne s'améliore pas : mêmes symptômes. Pendant la toux, souffrance atroce en avant de la poitrine, sur une ligne qui va du sein gauche au sein droit. Constipation; nausées, vomissements; l'œdème des membres inférieurs augmente; on examine les urines, pas d'albumine : température variant entre 38° et 38°,3. On a essayé de désinfecter le crachoir avec du permanganate de potasse, à cause de l'odeur qui se répand dans la salle.

Le 23. Les crachats sont moins abondants et ont changé d'aspect; un liquide visqueux, aéré, jaunâtre par places, est expectoré. L'haleine est moins fétide; la malade a pris trois potages, qu'elle a vomis aussitôt après : température 38°,3.

Le 26. L'oppression devient de plus en plus grande; constriction à la gorge, étouffement; c'est ce qui l'a empêchée de dormir la nuit précédente. Elle trouve que ses crachats ont moins d'odeur et sont expectorés en moindre quantité. Elle vomit ses potages et sa tisane; pas la moindre amélioration dans l'état général : mêmes signes stéthoscopiques, et de plus la percussion développe une douleur très-vive à la partie moyenne et postérieure de la poitrine; température, 38°,3.

Le 29. La fièvre et le dépérissement ont augmenté; température, 39°.

Le 30. L'œdème des membres inférieurs a gagné les parois abdominales.: l'urine contient un peu d'albumine ; oppression plus grande ; toux plus pénible ; la malade a à peine la force d'expectorer quelques crachats épais, jaunes, opaques. L'odeur gangréneuse a presque disparu : température, 39°,4. Enfin, mort dans la nuit du 5 novembre. Le cadavre ayant été réclamé par la famille, il n'a pas été possible de faire l'autopsie.

Gangrènes cachectiques ou par causes générales. — La gangrène pulmonaire survient rarement d'emblée et sur un sujet bien portant. S'il existe des cas de mortification du tissu pulmonaire à la suite de contusion du thorax ou bien à la suite d'un froid violent et prolongé, comme Shrimpton et Auban-Montfaucon en ont recueilli deux observations consignées dans la thèse inaugurale de ce dernier (1847), il n'en est pas moins vrai que c'est là l'exception. Le plus souvent cette affection est sous la dépendance d'une maladie générale grave ou d'un état général mauvais. C'est ainsi qu'on la voit survenir dans les fièvres graves, dans la fièvre typhoïde, le typhus, la peste, la fièvre jaune, la variole, la scarlatine, et surtout dans la rougeole qui affecte les jeunes sujets (Rilliet et Barthez, Boudet, etc.), ce qui n'a rien d'étonnant lorsqu'on connaît la triste influence de ce dernier exanthème sur la mortification d'autres tissus (gangrène de la vulve et de la bouche). La gangrène du poumon a encore été observée dans la morve, les auteurs du Compendium en citent un cas (art. *Morve*, t. VI, p. 123) ; dans le scorbut, dans la cachexie paludéenne (Bénier) et enfin dans la pyohémie avec abcès métastatiques. Comme M. Genest l'a fait observer (*Gaz. méd.*, n° 42, 1836) il se forme au pourtour des petits abcès des noyaux de pneumonie lobulaire dont la gangrène peut s'emparer. Mais cette espèce de gangrène doit évidemment rentrer dans la classe de gangrènes par embolies pulmonaires, à propos desquelles nous avons insisté sur l'influence de la matière oblitérante et de l'état général dans lequel se trouve l'organisme.

Enfin « toutes les causes qui, comme la misère, les privations, une alimentation insuffisante, des émotions morales dépressives, jettent l'économie dans une profonde débilité et altèrent la nutrition générale, sont suivies de gangrène pulmonaire. Lorsque celle-ci a son origine dans l'ordre de causes que nous venons d'étudier, elle est presque toujours compliquée de gangrène d'autres viscères. » (*Compendium de médecine pratique*, art. *Poumon (Gangrène du)*, t. VII, p. 179).

C'est sous ce chef que doivent être rangés les cas de gangrène pulmonaire observés par Guislain chez les aliénés qui refusent opiniâtrement de boire et de manger (*Gaz. méd.*, p. 33, 1836).

Cette espèce de gangrène est, du reste, plus rare qu'on ne le pourrait croire après la lecture du mémoire du médecin de Gand; elle n'a guère été observée en France où cependant les aliénés ne manquent pas qui refusent de prendre toute nourriture; et, si le Dr Fischet a prétendu qu'elle était fréquente d'après un relevé de 80 faits, cela tient peut-être, comme le dit M. Grisolle, à des conditions spéciales des asiles d'aliénés de Prague. Nous n'insisterons donc pas sur la gangrène pulmonaire dite des aliénés qui d'ailleurs serait mieux dénommée gangrène par inanition.

SYMPTOMATOLOGIE.

L'histoire de la gangrène pulmonaire peut être divisée en trois périodes : 1° une période prodromique ou de début ; 2° une période de gangrène confirmée ; 3° enfin une période d'élimination.

1° *Période prodromique ou de début.* — Rien de plus insidieux que le début de la gangrène pulmonaire. Le plus souvent cette lésion est consécutive à une autre affection locale ou générale, disent en termes plus ou moins variés tous les pathologistes ; peut-être serait-il plus exact de dire que la gangrène revêt le plus souvent à son début le masque de diverses affections : telles que la congestion, l'inflammation, l'apoplexie, etc. Quoi qu'il en soit, un peu de toux et de dyspnée, des râles crépitants ou sous-crépitants, des crachats muqueux ou sanglants, tels sont le plus souvent les symptômes locaux qui annoncent l'invasion de cette maladie insidieuse. A ces troubles locaux ajoutez du malaise, une faiblesse considérable et une altération des traits du visage peu en rapport avec les troubles respiratoires ; tels sont les symptômes qui seuls dénoncent à cette période l'invasion de l'affection gangréneuse.

2° *Période de mortification ou de gangrène confirmée*. — Après un ou deux jours de prodromes, les phénomènes s'accentuent davantage. Ils peuvent être distingués en symptômes fonctionnels et symptômes physiques.

Parmi les premiers, nous noterons : 1° la toux qui ne présente rien de particulier ni pour le caractère, ni pour la fréquence ; 2° quelquefois une douleur vague ou du moins très-imparfaitement délimitée dans un des côtés de la poitrine. Cette douleur produit de la dyspnée, et le malade qui la perçoit accuse ce trouble de la respiration en disant qu'il se sent oppressé ; 3° une dyspnée *objective* qu'il ne faut pas confondre avec la précédente et qui n'a plus comme elle son origine dans la douleur. Aussi, le malade ne l'aperçoit-il pas, lorsqu'elle est isolée, et elle n'est dénoncée au médecin que par la fréquence plus grande de la respiration et surtout par la parole saccadée, par les phrases souvent interrompues qui composent ses réponses ; cette dyspnée objective n'a, du reste, rien de spécial à la gangrène pulmonaire ; mais elle n'en est pas moins utile à connaître et digne de fixer l'attention, puisque sa constatation doit immédiatement éveiller l'idée d'une affection des organes respiratoires ; 4° une expectoration très-souvent hémoptoïque. « Nous pensons, disent MM. Béhier et Hardy, qu'on doit attacher un assez grande importance à l'hémoptysie, comme signe diagnostique de la gangrène pulmonaire ; nous l'avons observée dans la majorité des cas que nous avons eu l'occasion d'observer, et on la retrouve dans

un grand nombre des observations publiées par les auteurs. »
L'hémopytsie peut se produire dès le début de l'affection gangréneuse; le plus souvent, c'est dès le deuxième ou troisième jour
qu'elle apparaît pour disparaître rapidement; d'autres fois elle ne se
montre qu'à des intervalles variés, tous les deux jours par
exemple; enfin il est des cas dans lesquels elle commence avec l'invasion de la maladie pour ne se terminer qu'avec elle. La quantité
de sang expectoré est variable; quelquefois l'hémoptysie est très-
abondante et dangereuse par son abondance même; le plus souvent elle ne consiste qu'en quelques crachats sanglants, constitués
par du sang pur ou par un mélange de sang et de mucosités; mais
jamais le sang n'est assez intimement mêlé, combiné, pour ainsi
dire, avec le mucus pour rappeler les crachats rouillés de la pneumonie, à moins toutefois de phlegmasie pulmonaire concomitante;
5° enfin les symptômes généraux de la gangrène, dénonçant que
l'économie est profondément et gravement atteinte. « Les traits sont
altérés (1), la face est pâle, il existe dès le début une prostration
qui augmente rapidement, les forces sont anéanties très-promptement; on observe quelquefois un peu de rêvasserie, même un peu
de délire de temps en temps; le pouls est fréquent, peu développé;
la peau est chaude, la soif est vive. » Enfin les malades accusent
dans la bouche une sensation désagréable, tantôt un goût de
plâtre humide, tantôt et plus souvent un goût de matières animales
putréfiées. Cependant l'haleine n'a pas encore cette fétidité caractéristique qui constitue un des symptômes les plus légitimes de la
gangrène pulmonaire, ou du moins, ce symptôme est relativement
rare à cette période de la maladie; la fétidité des crachats est plus
rare encore; le plus souvent ils sont constitués par des mucosités
sans caractère spécial.

Ces symptômes, on le voit, n'ont rien de bien caractéristique;

_____

(1) Béhier et Hardy.

tout au plus peuvent-ils, par leur agencement, par cette coïncidence remarquable de symptômes généraux graves avec des phénomènes locaux peu importants relativement, faire soupçonner au clinicien expérimenté la nature de l'affection. Les symptômes physiques sont également peu marqués : matité ou plutôt submatité dans un des points de la poitrine, diminution ou absence du bruit respiratoire normal, râle crépitant ou plus exactement sous-crépitant à l'inspiration, augmentation des vibrations thoraciques et retentissement exagéré de la voix, tels sont les seuls signes perçus par les moyens d'exploration du thorax ; encore faut-il remarquer que la profondeur de la lésion, le manque de communication avec les voies aériennes peuvent les affaiblir considérablement ou même les rendre nuls.

Troisième période ou période d'élimination. — Tous les symptômes précédents dénoncent plutôt les lésions qui précèdent ou accompagnent la gangrène pulmonaire que la gangrène elle-même. Ce n'est que dans la troisième période que surviennent deux symptômes très-importants sinon pathognoniques de cette affection ; nous voulons parler de la fétidité de l'haleine et de la fétidité des crachats.

Il faut, en effet, pour que cette fétidité apparaisse : 1° qu'à la mortification des tissus ait succédé la putréfaction ; 2° que les gaz exhalés par les matières putréfiées trouvent une issue par les bronches, soit à la suite d'une communication entre ces canaux et le foyer gangréneux, soit par voie endosmotique, la surface muqueuse des bronches n'étant séparée des tissus mortifiés et putréfiés que par une mince cloison.

L'expectoration, dans cette période de la maladie, mérite une attention particulière. Les crachats de la gangrène pulmonaire, crachats tantôt muqueux, tantôt sanglants ou muco-sanguinolents, de couleurs variées, jaune, jaune-verdâtre, très-souvent gris-cendré ou brunâtres, ou encore noir sale, ont été examinés sans grand avantage, tant au point de vue chimique qu'au point de vue histologique. Les chimistes y ont trouvé de la méthylamine, des acides butyrique et acétique, et ont attribué la fétidité à la présence des deux premières substances. Les micrographes y ont découvert des globules de pus en abondance, des corpuscules remplis de granulations graisseuses, un détritus composé de granulations très-fines et des fibres élastiques provenant des parois des alvéoles pulmonaires; enfin Minteguiaga y a signalé la présence de cristaux de margarin. En somme, ni la chimie, ni l'histologie n'ont produit rien de bien important. Nous ferons cependant une exception pour le microscope, qui nous permet, dans les cas douteux, de constater la désorganisation du tissu pulmonaire, révélée par la présence des fibres élastiques dans les matières expectorées. Nous noterons, en passant, qu'il est des cas dans lesquels le microscope n'est nullement nécessaire pour révéler cette désorganisation et dans lesquels la simple vue permet de constater la présence dans les crachats de lambeaux de tissu pulmonaire, comme Martin-Solon et les auteurs du *Compendium* l'ont observé deux fois.

L'expectoration débute quelquefois brusquement, ou plutôt elle devient tout à coup d'une abondance extraordinaire; il se produit une véritable vomique consécutive à la rupture de la caverne gangréneuse. Le sujet éprouve une sensation particulière dans le côté affecté (Basedow, in *Journal de Hufeland et Osann*, 1828) et vomit des flots de pus. Mais ce n'est pas là le cas le plus ordinaire. Le plus souvent l'expectoration caractéristique de la gangrène se substitue peu à peu avec ses caractères propres à l'expectoration de la période précédente.

La fétidité est, sans contredit, le symptôme le plus important de la gangrène du poumon. Elle se trouve à la fois dans l'haleine et dans les crachats; mais elle peut exister dans la première, sans que les matières expectorées exhalent aucune odeur spéciale, ce qui peut tenir à ce que les gaz expirés et les crachats ont une origine différente, les premiers venant par endosmose du foyer gangréneux, tandis que les seconds sont le produit de l'hypersécrétion bronchique. Nous serons bref sur les caractères de cette odeur, sur laquelle les auteurs paraissent s'être escrimés à l'envi, à propos de laquelle ils ne tarissent pas de comparaisons : fétidité fade plutôt que réellement gangréneuse, fétidité nauséeuse, odeur comparable à celle des matières stercorales, des substances animales putréfiées, odeur de fleurs de pêcher pourries mélangées à des matières animales putréfiées. M. Nonat attache à cette dernière une certaine importance, non-seulement au point de vue du diagnostic, mais aussi au point de vue du pronostic; elle serait propre aux *gangrènes qui guérissent*. Dans le courant de l'année dernière, deux malades de son service ont présenté ce symptôme; tous les deux sont morts, sans traces de gangrène pulmonaire à l'autopsie. Aussi, sans accorder aux caractères attribués par les auteurs à la fétidité de la gangrène pulmonaire plus de confiance qu'ils n'en méritent, dirons-nous simplement qu'elle est ordinairement horrible, repoussante, nauséeuse; que, dans certains cas, elle est tellement prononcée, que l'hésitation est impossible pour celui qui a déjà constaté ce symptôme et même pour celui qui ne le connaît que par les livres, tandis que, dans d'autres, le clinicien le plus expérimenté peut rester dans le doute.

Cette odeur pénétrante, véritable supplice pour les personnes qui entourent le malade et pour le malade lui-même, une fois apparue, dure le plus souvent jusqu'à la terminaison, heureuse ou malheureuse, de la maladie. Mais d'autres fois elle est intermittente; constatée aujourd'hui, elle n'existe plus le lendemain, reparaît après avoir disparu pendant un temps variable, et disparaît pour reparaître encore. Cette intermittence a été interprétée dans le sens de foyers gangréneux multiples, qui s'ouvriraient successivement dans les bronches; nous verrons, à propos des variétés, qu'elle a été surtout notée dans la gangrène des ramifications bronchiques dilatées, et qu'elle a le plus souvent sa raison d'être dans la multiplicité des points qui, dans cette espèce de gangrène, sont successivement affectés.

En même temps que les symptômes locaux, les symptômes généraux augmentent de gravité. L'élimination de l'eschare est souvent annoncée par un frisson intense, le redoublement de l'oppression et une accélération plus grande des mouvements respiratoires; la décomposition des traits du visage, une pâleur très-grande, la prostration et l'anxiété sont extrêmes. Le pouls présente une mollesse et une fréquence remarquables (*Compendium de méd. prat.*, *loc. cit.*). Il atteint 129, 130 pulsations par minute ; il y a tendance aux lipothymies et aux syncopes, et le malade succombe, soit pendant un de ces accidents, soit par les progrès continuels de la maladie.

Les signes physiques sont ceux du ramollissement et des cavernes de la tuberculose pulmonaire; en effet, le résultat des deux affections est le même anatomiquement; dans l'une et dans l'autre il y a sur un point quelconque du poumon une masse qui se ramollit, tombe en détritus, est évacuée par les bronches et laisse après elle une excavation. Matité, râle à grosses bulles ou râle cavernuleux, râle caverneux, souvent même gargouillement très-manifeste, pectoriloquie, tels sont les signes qui révèlent en s'échelonnant l'état ou plus exactement les états anatomo-pathologiques par lesquels passe successivement le poumon affecté de gangrène.

Marche, durée, terminaison. — La marche de l'affection gangréneuse du poumon est le plus souvent aiguë, quelquefois même elle est tellement rapide que les malades succombent dès le quatrième ou le cinquième jour; c'est lorsqu'il s'agit de cette forme de gangrène que Laënnec a décrite sous le nom de *gangrène non circonscrite*. L'étendue et la diffusion de la lésion rendent suffisamment compte de la rapidité avec laquelle les malades succombent.

Mais le plus ordinairement la mort ne survient qu'après que la maladie a régulièrement parcouru toutes ses périodes, et les malades, de plus en plus affaiblis, succombent, soit dans une syncope, soit à l'asphyxie paralytique ou des agonisants. Lorsque, par exception, la terminaison doit être heureuse, les symptômes s'amendent peu à peu, la fétidité des crachats et de l'haleine disparaît, les forces reviennent et le malade, guéri après une longue convalescence, présente encore longtemps les signes physiques d'une caverne pulmonaire.

ESPÈCES ET VARIÉTÉS.

1° *Gangrène pulmonaire chez les enfants.* — Le plus souvent, presque toujours même, consécutive à une maladie et spécialement aux tubercules pulmonaires, à l'apoplexie pulmonaire, à la pneumonie, la gangrène pulmonaire chez les enfants est encore plus insidieuse et plus obscure dans sa marche et ses manifestations extérieures que chez l'adulte. L'expectoration manque dans la plupart des cas ; cependant, dans 4 cas sur 16 observés par MM. Rilliet et Barthez, il y eut hémoptysie abondante, signe d'autant plus important dans l'espèce, que l'hémoptysie est plus rare chez les enfants. Quelquefois il y a expectoration de crachats grisâtres, sanieux, exhalant l'odeur de matières animales en putréfaction, en même temps que fétidité de l'haleine (5 fois sur 16, Rilliet et Barthez). Mais ces deux caractères sont infiniment plus rares que chez l'adulte ; pour les autres symptômes, l'âge ne paraît pas exercer d'influence marquée.

2° *Gangrènes diabétiques ou glycohémiques.* — Le plus souvent consécutive aux tubercules, cette espèce de gangrène diffère de la gangrène ordinaire par l'absence très-fréquente de la fétidité de l'haleine et des crachats, ce qui en rend le diagnostic très-difficile et fait qu'elle n'est le plus souvent constatée que sur la table d'autopsie.

3° *Gangrènes en plaques sous-pleurales, ou de Corbin.* — L'absence de fétidité gangréneuse dans cette espèce de gangrène s'explique facilement par les dispositions anatomo-pathologiques sur lesquelles nous avons insisté et peut-être par l'étroitesse des ramifications bronchiques qui conduisent au foyer gangréneux (Corbin).

4° *Gangrène avec prédominance catarrhale ou gangrène bronchique.* — « Bien qu'offrant plus d'un point de ressemblance avec la forme de gangrène pulmonaire qu'on pourrait appeler la forme classique, celle dont nous parlons, dit Trousseau, en diffère essentiellement par sa marche qui est chronique, tandis que l'autre procède généralement d'une façon plus aiguë. Elle en diffère par la prédominance de l'élément catarrhal, par la nature de l'expectoration toujours très-abondante, et presque exclusivement constituée par du mucus d'une odeur fétide, gangréneuse, tandis que, dans la gangrène parenchymateuse, les crachats prennent un aspect de détritus animaux tout spécial. Cette forme particulière de la gangrène diffère surtout de l'autre par la bénignité relative ; car, si la gangrène parenchymateuse se termine quelquefois heureusement, ce sont évidemment des faits du genre de celui que nous venons d'observer ensemble, — gangrène bronchitique avec bronchorrée, — qui ont fourni le plus d'exemples de guérison. » (Trousseau, *Clin. méd.*, t. I, leç. 31). Cette variété débute donc sous la forme d'une bronchite dont rien autre ne la distingue que la fétidité des crachats. Après quelques semaines ou même des mois de durée, elle s'atténue et disparaît, pour reparaître après un temps variable, et tient ainsi le malade qu'elle affaiblit et laisse se rétablir tour à tour pendant des mois et quelquefois des années. On pourrait l'appeler gangrène pulmonaire *à répétitions.*

Complications. — Nous ne signalerons dans l'histoire de la gangrène pulmonaire que deux complications qui, lorsqu'elles surviennent, sont presque toujours mortelles. La première est sous la
dépendance de l'état général, c'est la *gangrène par décubitus*, gangrène des régions sacrée, trochantérienne, du talon, etc. La seconde
dépend de l'affection locale, c'est la perforation pleuro-pulmonaire
avec épanchement d'air dans la cavité pleurale, ou pneumothorax,
qu'on reconnaît à la brusquerie de son début par douleur vive dans
un côté de la poitrine, à l'anxiété respiratoire, et d'une manière plus
certaine par l'exploration physique.

DIAGNOSTIC.

La gangrène du poumon présente à son début de sérieuses difficultés pour le diagnostic. En effet, à sa première et seconde période,
cette affection présente des symptômes communs à d'autres maladies, et aucun signe distinctif ne vient la dénoncer à l'esprit de
l'observateur. Tout au plus l'état général du malade, la dépression
profonde de l'économie si peu en rapport avec les phénomènes physiques, pourraient-ils la faire soupçonner. Ainsi rien d'étonnant qu'au
début elle soit confondue ou avec la pneumonie, ou avec l'apoplexie
pulmonaire, ou avec la phthisie pulmonaire tuberculeuse. D'ailleurs
nous avons déjà vu que chacune de ces maladies peut précéder le
sphacèle du poumon. Mais en supposant que la gangrène frappe
d'emblée l'organe respirateur, les symptômes communs à la pneumonie sont les suivants : oppression, toux, douleur de côté, râle
crépitant, matité, etc. Il faut cependant distinguer le caractère du
râle moins sec et moins fin dans la première affection : sa persistance à ne pas disparaître et par conséquent l'absence de la respiration bronchique, l'hémoptysie ordinairement abondante et conti-
nue, la couleur caractéristique des crachats pneumoniques, dans
lesquels le sang est mélangé avec le mucus, tandis qu'il n'en est

rien dans la gangrène. Enfin cette dernière présente des symptômes adynamiques si prononcés qu'il faut écarter l'existence d'une inflammation pulmonaire.

Il y a aussi dans l'apoplexie du poumon comme dans la gangrène oppression, toux, hémoptysie. La matité et le râle de l'apoplexie, qui apparaissent quand le foyer est superficiel, n'ont pas de caractère distinctif, mais ces deux signes manquent quand le foyer est central. De plus l'hémoptysie est plus abondante dans cette dernière maladie et enfin l'état général de l'économie moins déprimé. Si on constate une affection organique du cœur, il est plus que probable qu'on a affaire à une apoplexie.

La marche ordinairement chronique de la phthisie pulmonaire tuberculeuse, les signes commémoratifs de son début, la différence des symptômes généraux doivent guider l'observateur dans la recherche du diagnostic.

Nous avons voulu établir par l'énumération rapide de ces symptômes communs à ces diverses maladies, que le début de la gangrène pulmonaire était insidieux et obscur. Il faut donc attendre que cette affection ait atteint sa troisième période pour la reconnaître. Nous avons déjà dit qu'à ce degré correspondaient le ramollissement de la partie mortifiée et la communication de la cavité gangréneuse avec les bronches, de là apparition de quelques symptômes locaux qui deviennent plus caractéristiques. En effet l'odeur infecte de l'haleine et celle des crachats sont les seuls signes qui révèlent la maladie. Encore arrive-t-il quelquefois que cette odeur sui generis fait complétement défaut comme dans la gangrène pulmonaire glycohémique: c'est lorsque le foyer ne communique pas avec les bronches, soit qu'il siége à la partie superficielle de l'organe, soit que placé plus profondément, le travail de destruction n'ait pas encore endommagé les tuyaux bronchiques.

Mais lorsque cette odeur existe, il peut encore survenir des difficultés, car il est des affections thoraciques dans lesquelles les crachats et l'air expiré contractent une odeur fétide. Laënnec, Andral, Graves, Trousseau et bien d'autres encore ont rapporté des cas soit de bronchite chronique, soit de dilatation bronchique, soit de phthisie et d'apoplexie pulmonaires, soit même de pleurésie interlobaire où l'odeur gangréneuse s'est montrée en l'absence de toute complication de gangrène. Toutefois, si, à côté de ces grands noms dont l'autorité est si puissante, on nous permet d'émettre une opinion, nous dirons qu'il existe une certaine différence, très-légère si l'on veut, mais réelle, entre l'odeur perçue dans ces affections et celle qui est caractéristique de la gangrène pulmonaire. Cette différence est d'autant moins appréciable qu'il n'est pas toujours donné de comparer en même temps et dans un même service la fétidité des crachats de l'une de ces affections avec celle qui nous occupe.

Il est vrai que toute matière qui séjourne longtemps dans les bronches ou dans une excavation pulmonaire et qui communique avec l'air extérieur se putréfie et prend une odeur repoussante; mais nous pensons que cette dernière n'a pas les mêmes caractères et pour ainsi dire les mêmes nuances que celle que répandent les parties mortifiées. Grisolle était de cet avis et Laycok qui cite plusieurs cas de bronchite chronique où les crachats avaient une fétidité horrible, prétend que leur odeur n'est pas exactement celle de la gangrène ; elle a beaucoup plus d'analogie avec celle des matières fécales, avec celle de l'acide butyrique, dont l'analyse chimique révèle du reste la présence. Pendant que dans le service de M. Bourdon nous suivions les phases d'une gangrène pulmonaire, un de nos amis nous avertit qu'il en existait un cas dans la salle Saint-Ferdinand.

Le malade après avoir présenté tous les signes d'un vaste épanchement pour lequel il avait subi deux fois l'opération de la thoracentèse, vint à expectorer des crachats fétides. Le diagnostic gangrène du poumon porté par le chef de service resta douteux pour quelques assistants, parce qu'ils ne trouvaient pas l'odeur caractéristique de cette affection. L'autopsie vint leur donner raison.

La gangrène pulmonaire peut tout à coup se révéler par un accès de toux avec évacuation abondante de matières purulentes ou mu-co-purulentes à laquelle on donne le nom de vomique. Ce même accident peut survenir dans les abcès des poumons consécutifs à la pneumonie, dans la pleurésie purulente avec perforation pulmo-naire, dans les abcès du foie ou de la rate communiquant avec les bronches. L'existence d'une vomique devra donc éveiller l'atten-tion du médecin ; mais les commémoratifs, l'état général du malade et surtout l'odeur gangréneuse des matières expectorées éclaireront le diagnostic.

Dans certaines dilatations des bronches, l'haleine et l'expectora-tion des malades sont parfois fétides ; mais lorsque cette fétidité est horrible, gangréneuse, nous croyons devoir la rattacher avec M. Briquet à la mortification qui a envahi les extrémités dilatées de ces organes.

Enfin on évitera de confondre la gangrène du poumon avec celle de la bouche et du pharynx. Mais un peu d'attention empêchera toute erreur de diagnostic. L'examen de la bouche et du pharynx indiquera le siége de la gangrène, et l'absence d'expectoration, de toux et des phénomènes thoraciques devra mieux encore édifier l'observateur.

Nous signalerons enfin l'ozène qu'on ne confondra jamais avec la gangrène pulmonaire, tant la marche et les symptômes des deux affections diffèrent entre eux.

L'enchifrènement habituel, le sentiment de pesanteur à la racine du nez, et le suintement purulent ou sanieux, quoique fétide, ne peuvent, en aucune façon, nous induire en erreur.

PRONOSTIC.

Le pronostic de la gangrène du poumon est grave. Cette affec-tion n'est cependant pas nécessairement mortelle, et Cruveilhier a pu

dire (1824) : Ergo pulmonum excavatio gaugrænosa non est incu-
rabilis. » « En effet, les cas abondent dans la science de gangrène
pulmonaire terminée par guérison. Mais le soin même que l'on
prend de publier les terminaisons heureuses prouve suffisamment
combien elles sont rares. Dans une statistique consignée dans la
thèse de M. Leblaye, sur 72 malades dont 68 empruntés à une statistique antérieure de M. Laurence, on compte seulement 9 guéri-
sons. Il faut ici toutefois établir une distinction entre la gangrène
pulmonaire parenchymateuse à marche généralement aiguë et la
gangrène des dernières ramifications bronchiques décrite par
M. Briquet, gangrène avec prédominance de l'élément catarrhal de
Trousseau, à marche chronique; tandis que la guérison est excep-
tionnellement rare dans la première, elle est relativement fréquente
dans la seconde. Aussi M. Lasègue lui a-t-il donné le nom caractéristique de gangrène curable.

Mais, quelle que soit la forme anatomo-pathologique de la gangrène, le pronostic doit être assis sur des considérations « d'âge,
l'époque de la maladie, d'étendue de la lésion, de gravité des phénomènes généraux, de complications et de causes. »

1° *Age.* — Le pronostic est particulièrement grave aux deux
extrêmes de la vie. Sur 73 enfants observés par Rilliet et Barthez,
il n'y a pas eu un seul cas de guérison. Boudet n'en cite qu'un seul.

2° *Epoque de la maladie.* — Lorsque l'affection est arrivée à la
période d'élimination, lorsque la caverne commence à se vider, la
guérison peut être espérée.

3° *Etendue de la lésion.* — Toutes choses égales d'ailleurs, la maladie est d'autant plus grave que la lésion est plus étendue. La terminaison de la gangrène d'un lobe ou d'une grande partie d'un lobe
pulmonaire est nécessairement funeste, tandis qu'il y a des chances
favorables lorsque la gangrène est peu étendue.

4° *Gravité des phénomènes généraux.* — La prostration extrême des forces, l'inappétence invincible, les accidents ataxo-adynamïques annoncent toujours une terminaison fâcheuse. On peut au contraire espérer la guérison lorsqu'il s'agit d'un individu adulte dont les forces ne sont pas trop déprimées.

5° *Complication.* — La perforation du poumon avec hydropneumothorax a toujours été mortelle.

6° *Causes.* — Sous le rapport étiologique, la gangrène pulmonaire est d'autant moins grave, que l'affection qui lui donne naissance est elle-même moins grave. C'est ainsi que sur 8 cas de guérison dont parle M. Laurence, on en compte 5 à la suite d'apoplexie pulmonaire, 2 à la suite de pneumonie; dans le 8° cas, la cause est restée inconnue. Nous-même citons, dans l'observation 2, la guérison d'une gangrène consécutive à une phlegmasie du poumon. Nous avons déjà fait remarquer que la gangrène consécutive à la bronchite avec dilatation des bronches comporte un pronostic relativement favorable. Les gangrènes par embolies consécutives aux maladies du cœur, la gangrène des parois des cavernes tuberculeuses, la gangrène glycohémique sont déjà plus graves. Mais la gravité est extrême dans les cas de gangrène pulmonaire consécutive aux exanthèmes et aux fièvres graves; la mort est alors inévitable.

TRAITEMENT.

La gangrène du poumon est curable, tous les auteurs sont d'accord sur ce point; curable dans sa forme parenchymateuse, mais surtout dans sa forme *muqueuse* ou *superficielle*, avec prédominance catarrhale. De là, le devoir pour le médecin de ne pas rester inactif en présence de cette affection, quelque grave qu'elle soit.

Contre la gangrène du poumon, comme contre toute maladie, la thérapeutique doit lutter à des époques différentes : 1° avant sa production ; 2° lorsqu'elle existe déjà, soit pour la combattre directement, soit pour en combattre les symptômes ; 3° pendant la période de réparation, en donnant à l'organisme les moyens de se reconstituer, et de résister à l'influence de nouvelles causes de gangrène, ou plus souvent à la persistance de la même cause ; en d'autres termes : 1° traitement préventif ; 2° traitement curatif ou palliatif ; 3° traitement de la convalescence. Tels sont les trois termes qui constituent l'ensemble complexe du traitement de la gangrène pulmonaire.

1° *Traitement préventif.* — Etant données les causes de la gangrène du poumon telles que nous les avons énumérées plus haut, étant données surtout l'influence de l'affaiblissement de l'organisme par les privations, l'inanition, les fatigues, etc., le traitement préventif de la gangrène pulmonaire est chose facile pour le théoricien. S'abstenir de saigner, même dans la maladie à *saignées* par excellence, la pneumonie, éviter l'emploi des altérants, — tartre stibié et autres, — recourir aux toniques, aux analeptiques, rien n'est plus simple en apparence. Mais les choses changent de face dès qu'on se trouve aux prises avec les difficultés de la pratique. Il n'est pas facile de *deviner* que telle ou telle affection pulmonaire, une pneumonie, une congestion, une apoplexie, un infarctus, une bronchite, vont se terminer par gangrène. Aussi le médecin, particulièrement préoccupé des signes physiques de congestion ou d'inflammation pulmonaire, se croit-il trop souvent non-seulement en droit, mais encore obligé de pratiquer une ou deux saignées locales ou générales, et de recourir aux autres moyens de la méthode antiphlogistique. Le résultat d'une pareille intervention thérapeutique se comprend aisément ; prostrer l'organisme, le dépouiller, c'est assurer sa défaite dans une lutte contre une affection à caractère essentiellement adynamique. Aussi ne saurait-on trop recommander de s'abstenir de toute médication déprimante ou spoliatrice dans toute affection pulmonaire à caractère adynamique, surtout lorsqu'elle s'attaque à un organisme déjà débilité. Enfin, le médecin ne doit jamais oublier le début insidieux de la gangrène du poumon, et ne pas se laisser égarer par une apparence de congestion ou de phlegmasie; erreur malheureusement trop souvent difficile sinon impossible à éviter, et qui conduit à fournir des armes à la maladie au lieu de la combattre.

2° *Traitements curatif et palliatif.* -- Les auteurs sont brefs sur le traitement curatif; c'est que la thérapeutique a bien peu de prise sur la mortification du tissu pulmonaire. Y a-t-il même un traitement curatif de la gangrène du poumon? Non, tous les efforts de la thérapeutique n'ont en réalité pour but que de combattre les accidents produits par la résorption des matières putrides, d'empêcher autant que possible la putréfaction, et enfin, de fournir à l'organisme les forces nécessaires pour l'élimination de la partie mortifiée. C'est dire à l'avance que les désinfectants et les toniques jouent le principal rôle.

Les désinfectants le plus souvent employés sont principalement les chlorures de chaux et de soude, le chlore, le camphre. Les chlorures de chaux et de soude sont surtout employés en fumigations, en aspersions sur le lit. On les donne encore à l'intérieur soit mêlés à la tisane à la dose de 8 ou 10 grammes, soit sous forme de pilules, d'après les conseils de Graves et de Stockes. Dans ces pilules, le chlorure de chaux est uni à l'opium dans les proportions suivantes :

> Chlorure de chaux. . . . . . 3 grammes
> Opium. . . . . . . : 1   »
> F. s. a. 20 pilules.

A prendre de 1 à 4 par jour.

Les auteurs du *Compendium de médecine*, de leur côté, emploient le chlorure de soude uni au charbon végétal. Ils formulent ainsi la potion dans laquelle ils administrent ces deux substances :

Chlorure de soude........	1 gramme
Charbon	2 »
Vin de Malaga.........	60 »

pour une potion de 150 grammes.

Le chlorure de soude a été surtout préconisé. Quant au chlore, il a la fâcheuse propriété d'irriter les bronches. Aussi est-il moins fréquemment employé, malgré l'énergie de ses propriétés désinfectantes.

L'avantage qu'on espère obtenir de ce traitement interne, c'est celui de combattre la putréfaction dans les profondeurs mêmes de l'organisme, et d'empêcher ainsi d'une manière radicale la résorption des matières putrides dont le rôle, dans l'évolution des phénomènes morbides, est loin d'être sans importance. C'est dans le même but que sont employés, à l'intérieur, les teintures aromatiques, le musc, le camphre, l'acétate d'ammoniaque et les antiseptiques en général. Malheureusement, leur action paraît ne pas être aussi efficace qu'on pourrait s'y attendre.

L'*atmidriatique* pulmonaire, préconisée par MM. Trousseau et Lasègue, donne de meilleurs résultats. « L'*atmidriatique* pulmonaire, dit M. Trousseau, est un procédé thérapeutique qui consiste à administrer, par les voies respiratoires, des médicaments, soit pour obtenir une action générale sur l'organisme, soit que l'on veuille modifier l'état phlegmasique de l'appareil pulmonaire. » *Modifier l'état phlegmasique* de l'appareil pulmonaire, nous semble un rôle bien restreint pour l'*atmidriatique*. Il est vrai que Trousseau, lorsqu'il donne cette définition, a surtout en vue la gangrène avec *prédominance de l'élément catarrhal*. Quoi qu'il en soit, l'*atmidriatique* sous la forme d'*inhalations d'eau térébenthinée,* introduites dans la thérapeutique par le professeur Skoda (de Vienne), jouit du double avantage d'agir sur la maladie, 1° indirectement, par suite de l'absorption très-active, comme on sait, à la surface des bronches et leur entrée dans l'organisme générale; 2° directement sur les parties mortifiées elles-mêmes, et sur les tissus voisins. Aussi, M. Lasègue a-t-il remarqué que, à la suite de cette médication, l'état des malades était notablement amélioré, puis entièrement rétabli; et de plus que, quand on substituait aux inhalations térébenthinées quelques inspirations aromatiques, l'expectoration, avec ses caractères gangréneux, redoublait, pour ne disparaître qu'à la reprise du premier traitement. La *térébenthine* paraît donc avoir, dans cette circonstance, des propriétés spéciales; peut-être, n'agit-elle dans ce cas qu'en combattant l'inflammation bronchique à marche gangréneuse, dont M. Briquet a retracé l'histoire et à laquelle il faut rapporter le plus grand nombre des cas des gangrènes dites *guérissables*.

Ces inhalations se font indifféremment à l'aide de plusieurs appareils, parmi lesquels nous citerons ceux de Richard et de Sales-Girons.

A côté des antiseptiques et des désinfectants, nous ajouterons les substances aromatiques qui, tels que le sucre brûlé et l'encens brûlé, sont employées pour combattre l'odeur horrible exhalée par l'haleine ou par les crachats. Inutiles pour les malades, elles ne sont guère plus avantageuses pour leur entourage; l'odeur qu'elles exhalent, mélangée avec l'odeur gangréneuse, est loin d'être agréable.

« Désinfectez les punais, ne les parfumez pas, » disait M. Axenfeld dans sa leçon sur la punaise, à la Faculté de médecine. A la punaisie substituez la gangrène du poumon, et le mot n'aura rien perdu de son à-propos.

Il est à peine utile de recommander, dans les cas de gangrène du poumon, de renouveler à chaque instant l'air qui circule autour du malade.

Reste enfin à soutenir les forces de l'organisme, à les soutenir dans ses efforts pour *éliminer* la partie mortifiée. Le quinquina, les boissons vineuses, le bon vin, le bouillon, les féculents, les sucs de viande et les gelées végétales, feront les frais de la médication. Le premier devoir du médecin est de réveiller l'appétit, d'alimenter le malade, et de lutter contre une inappétence trop souvent invin-cible.

Il est un accident relativement fréquent dans la gangrène du pou-mon, surtout dans la gangrène superficielle, qui peut encorer exi-ger ou sembler exiger l'intervention médicale active; c'est le pneu-mothorax avec pleurésie suraiguë. C'est dans ce cas tout au plus, disent MM. Béhier et Hardy, qu'il est permis d'avoir recours, avec ménagement, aux émissions sanguines. Mais, «dans cette circon-stance elle-même, se hâtent d'ajouter ces auteurs, il serait peut-être plus sage de préférer aux sangsues et aux ventouses scarifiées, un grand vésicatoire sur le côté malade.» Du reste, cet accident a toujours été mortel ; et l'intervention médicale ne peut tout au plus servir qu'à modérer la douleur souvent très-vive qui suit la perforation, et annonce le début de l'inflammation de la plèvre.

3° *Traitement de la convalescence.* — Fortifier le malade par les toniques, reconstituer l'organisme par une alimentation appropriée, par un air pur et sain : telle est la base du traitement de la conva-lescence. Inutile d'ajouter que toutes les causes qui, telles que les refroidissements, peuvent donner naissance à des maladies pul-monaires susceptibles de se terminer par gangrène, doivent être soigneusement évitées.

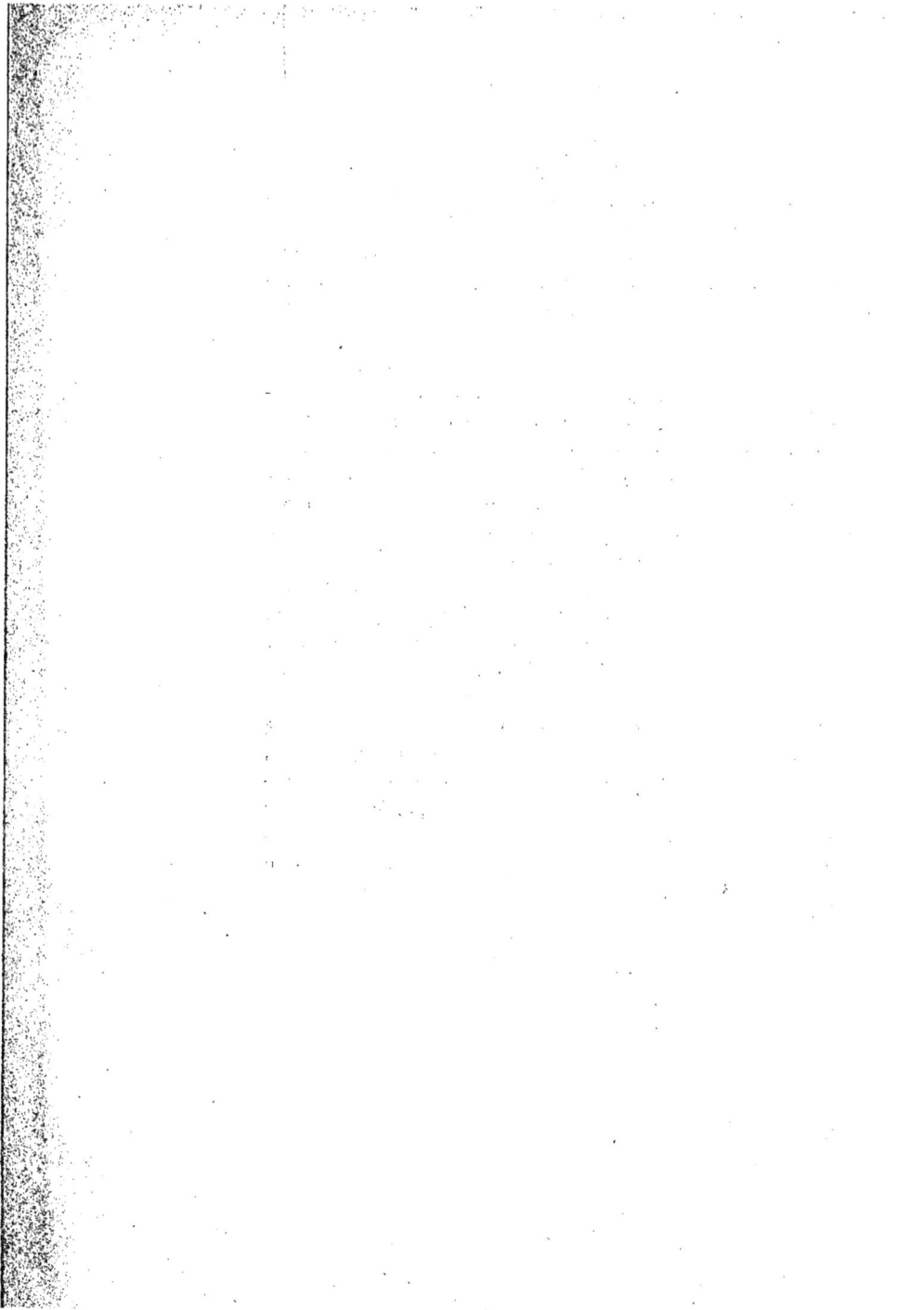

QUESTIONS

SUR

LES DIVERSES BRANCHES DES SCIENCES MEDICALES

Anatomie et histologie normales. — Des articulations de la colonne vertébrale.

Physiologie. — Des usages du nerf grand sympathique.

Physique. — Chaleur animale.

Chimie. — Des combinaisons du phosphore avec l'oxygène; propriétés et préparations des acides phosphoreux et phosphorique.

Histoire naturelle. — Caractères distinctifs des batraciens; comment les divise-t-on? De la grenouille, du crapaud; leurs produits.

Pathologie externe. — Des luxations de l'astragale.

Pathologie interne. — De l'ulcère chronique simple de l'esma c.

Pathologie générale. — De la contagion et de l'infection.

Anatomie et histologie pathologiques. — De l'hypertrophie glandulaire.

1870. — Madaune.   9

Médecine opératoire. — Du mode d'application des caustiques minéraux.

Pharmacologie. — Du vinaigre de vin; quelles sont les altérations qu'on lui fait subir, et des moyens de les connaître? Quels sont les principes que le vinaigre enlève aux plantes? Comment prépare-t-on les vinaigres médicinaux?

Thérapeutique. — De l'accoutumance en thérapeutique.

Hygiène. — Des pays chauds.

Médecine légale. — Quelle est la valeur relative des faits sur lesquels un expert peut se fonder pour affirmer qu'il y a eu empoisonnement?

Accouchements. — Des vomissements incoercibles.

Vu, bon à imprimer,

BÉHIER, Président.

Permis d'imprimer,

Le Vice-Recteur de l'Académie de Paris,

A. MOURIER.